常见病症古代名家医案选评丛书

总主编　盛增秀

盛增秀全国名老中医药专家传承工作室

组织编写

惊悸医案专辑

沈钦荣　陈琦军　编撰

人民卫生出版社

图书在版编目（CIP）数据

惊悸医案专辑/沈钦荣,陈琦军编撰.—北京:人民卫生出版社,2017

（常见病症古代名家医案选评丛书）

ISBN 978-7-117-25065-8

Ⅰ.①惊… Ⅱ.①沈…②陈… Ⅲ.①心悸-中医治疗法-医案-汇编 Ⅳ.①R256.21

中国版本图书馆 CIP 数据核字(2017)第 215090 号

人卫智网	**www.ipmph.com**	医学教育、学术、考试、健康、购书智慧智能综合服务平台
人卫官网	**www.pmph.com**	人卫官方资讯发布平台

惊悸医案专辑

编　　撰：沈钦荣　陈琦军
出版发行：人民卫生出版社　（中继线 010-59780011）
地　　址：北京市朝阳区潘家园南里 19 号
邮　　编：100021
E - mail：pmph @ pmph.com
购书热线：010-59787592　010-59787584　010-65264830
印　　刷：北京铭成印刷有限公司
经　　销：新华书店
开　　本：850×1168　1/32　印张：6.5
字　　数：105 千字
版　　次：2017 年 9 月第 1 版　2017 年 9 月第 1 版第 1 次印刷
标准书号：ISBN 978-7-117-25065-8/R·25066
定　　价：28.00 元

打击盗版举报电话：010-59787491　**E-mail**：WQ @ pmph.com
　（凡属印装质量问题请与本社市场营销中心联系退换）

常见病症古代名家医案选评丛书编委会

总 主 编　盛增秀

副总主编　江凌圳　竹剑平　王　英

编　　委（以姓氏笔画为序）

王　英　白　钰　冯丹丹

朱杭溢　竹剑平　庄爱文

江凌圳　李荣群　李晓寅

沈钦荣　陈永灿　高晶晶

盛增秀

学术秘书　庄爱文

本案由本书编委、知名书法专家沈钦荣题录

总　序

　　近代国学大师章太炎尝谓："中医之成绩，医案最著。 欲求前人之经验心得，医案最有线索可寻，循此钻研，事半功倍。"清代医家周学海也曾说过："宋以后医书，唯医案最好看，不似注释古书之多穿凿也。 每部医案中，必有一生最得力处，潜心研究，最能汲取众家之所长。"的确，医案是历代医家活生生的临证记录，最能反映各医家的临床宝贵经验，堪称浩瀚祖国医学文献中的宝中之宝，对临证很有指导意义和实用价值。 如清代温病学大家吴鞠通所撰《温病条辨》，他将散见于叶天士《临证指南医案》中有关温病的理、法、方、药和经验，列成条文的形式，汇入该书之中。 据不完全统计，《温病条辨》从《临证指南医案》的处方或加以化裁的约90余方，如桑菊饮、清宫汤、三香汤、椒梅汤等均是。举此一端，足见前人医案对后世影响之深远。 众所周知，中医有关医案的文献资料极其丰富多彩，其中不乏医案专著，但自古迄今，国内尚缺乏一套集常见病症古代名家医案于一体并加以评议发挥的系列丛书，因而给查阅和临床参考应用带来不便，以致传统医案精华未能得到充分利用。有鉴于此，我们在深入调研、广搜文献资料基础上，精选清末（1911 年）以前（个别是清末民初）名家的医案，并加以评议，编写了一套《常见病症古代名家医案选评丛书》。

本套系列丛书，以每一病症为一单元而编成专辑，包括中风、眩晕、泄泻、肿胀、瘟疫、咳嗽、哮喘、不寐、痹证、胃脘痛、惊悸、黄疸、胸痹、头痛、郁证 15 个专辑，堪称鸿篇巨制，蔚为大观。

本丛书体例以病症为纲，将名家医案分类后归入相应专辑，每案注明出处，"评议"务求客观准确，且融以编者的心得体会和临床经验，着力阐发辨证施治要点，辨异同，明常变，有分析，有归纳，使人一目了然，从中得到启发。

丛书由全国名老中医药专家盛增秀任总主编。所在单位浙江省中医药研究院系浙江省中医药文化重点学科建设单位，又是国家中医药管理局中医文献学重点学科建设单位。大多数编写人员均长期从事文献整理研究工作，既往对古代医案的整理研究已取得了较大成绩，曾出版《重订王孟英医案》《赤厓医案评注》等书，受到读者欢迎。

本丛书具有以下几个特点：

一是本着"少而精"的原则，主要选择内科临床常见病症予以编写，这样能突出重点，实用性强。

二是本书是系列丛书，每一病症单独成册（专辑），读者既可购置全套，又可根据需求选购一册。

三是全书每则医案加"评议"，有分析，有发挥，体现出继承中有发扬，整理中见提高。

医案在很大程度上反映一个医生的技术水平和治学态度。时下，不少医生书写医案粗枝大叶，不讲究理、法、方、药的完整性和一致性。更有甚者，有些医生处方东拼西凑，喜欢开大方、开贵重药品，有失配伍法度。本丛书所选名家医案，对读者临证书写医案有重要的指导和借鉴作用，有利于提高诊疗能力和学术水平。此外，也为教学、科研和新药的开发提供珍贵的参考文献。

限于水平，书中缺点和不足之处在所难免，祈求读者指正。

盛增秀全国名老中医药专家传承工作室

2017 年 6 月

前　言

　　本书为《常见病症古代名家医案选评丛书》中的一种。惊悸是临床十分常见的一种病证，古代医家在漫长的临床实践中，对惊悸病因、病机的认识不断深入，积累了丰富的治疗经验，这宝贵的不传之秘，许多都隐藏在其医案著述中。笔者本着"少而精"的原则，从众多的古代惊悸医案中，选择其中典型案例，或辨证独具慧眼，或用药匠心独运，或案例罕见，或效果显著，对今天临床有启示和借鉴作用者，近200则。兹将编写中的有关问题，概述如下：

　　一、每则医案的标题系编者所加，系针对该案的病因、病机和治法等，加以提炼而成，旨在提挈其要领，突出其特色，起到提示作用。

　　二、每案先录原文，并标明出处。根据编写者的学习心得，结合临床体会，对该案进行评议，力求评析精当，旨在阐发辨证施治要点和处方用药的特色，辨异同，明常变，有分析，有归纳，使人一目了然，从中得到启迪。

三、对少数难读难解的字和词予以注释、注音，解释力求准确妥帖，文字简洁明白，只注首见处，复出者恕不再注。

四、古案中有些药物如虎骨、犀角等现已禁用或不用，读者可酌情寻求代用品，但医案中照录。

五、由于所辑医案时代跨度较大，其作者生活的地点亦不相同，因此对于同一药物，称谓不甚统一，为保存古书原貌，不用现代规范的药名律齐。

六、文末附编委及笔者等论文3篇，希冀对读者阅读惊悸医案有所帮助。

本书由笔者与陈琦军医师共同完成，詹倩医师参与收集相关资料。虽然我们在编撰本书时花了很多精力，但限于水平，书中缺点和不足之处在所难免，敬请指正。

沈钦荣

2017年6月

目　录

气血不足案 ……………………………………… 1

取脉舍证案 ……………………………………… 1

气虚内热案 ……………………………………… 2

气盛痰多案 ……………………………………… 3

怔忡误作伤寒案 ………………………………… 4

贵妇肝郁惊悸案 ………………………………… 4

痰饮内蕴案 ……………………………………… 5

温胆汤获效案 …………………………………… 6

真虚假实案 ……………………………………… 7

急则治标案 ……………………………………… 8

痰火现虚象案 …………………………………… 10

肝风惊恐案 ……………………………………… 10

心营内热心悸案 ………………………………… 11

心肝同病案 ……………………………………… 11

营血不足案 ……………………………………… 12

肝胃不和案 ……………………………………… 12

经期受惊心悸案 ……………………………… 13

惊恐难鸣苦况案 ……………………………… 14

骤惊心悸案 …………………………………… 14

失血致营液暗伤案 …………………………… 15

心热惊惕案 …………………………………… 15

长期茹素胃弱肝阳热炽案 …………………… 15

肝胆木火上攻胃脘心悸案 …………………… 16

参术误补案 …………………………………… 16

肾虚劳怯案 …………………………………… 17

以惊治悸案 …………………………………… 18

辛能克木案 …………………………………… 19

惊怒致形神不能自主案 ……………………… 21

气虚痰饮扰心案 ……………………………… 22

心脾两虚案 …………………………………… 22

常食海蛤致惊悸案 …………………………… 23

非药食能疗惊悸案 …………………………… 24

标本先后有序治案 …………………………… 24

补肝得寐案 …………………………………… 25

参禅忘虑案 …………………………………… 26

老人怔悸案 …………………………………… 27

身静心动案 …………………………………… 27

真阳式微怔忡案 ……………………………… 28

肝阴不足心悸案 …………………………………… 28

脾虚心悸案 ………………………………………… 29

怔忡伴疟母案 ……………………………………… 29

水停心下作悸案 …………………………………… 30

心血不足怔忡案 …………………………………… 32

怔忡日轻夜重案 …………………………………… 33

包络郁火夹痰为患案 ……………………………… 34

膈间水阻案 ………………………………………… 34

心肝两经血虚案 …………………………………… 35

胆气怯弱案 ………………………………………… 35

心虚怔忡案 ………………………………………… 36

心脾两亏案 ………………………………………… 37

胆虚气郁案 ………………………………………… 37

心血本虚痰涎袭入案 ……………………………… 38

气血不足兼有瘀滞案 ……………………………… 39

胃气不和兼心气不足案 …………………………… 39

本元不足痰火内蒙案 ……………………………… 40

悒郁内伤心宕气冲案 ……………………………… 40

水不制火案 ………………………………………… 41

水亏火炎案 ………………………………………… 42

心跳目光不明案 …………………………………… 42

手足少阴俱亏案 …………………………………… 43

心营内亏案 …………………………………… 43

七情抑郁案 …………………………………… 44

气虚厥阳之火上扰案 ………………………… 44

郁而伤神案 …………………………………… 45

似虚非虚似实非实案 ………………………… 46

肝风痰火案 …………………………………… 50

肝风血虚案 …………………………………… 51

心郁脾虚案 …………………………………… 52

少腹冲逆心悸案 ……………………………… 53

阳越失镇惊悸案 ……………………………… 54

产后心虚善恐案 ……………………………… 55

血崩怔忡案 …………………………………… 55

气郁过深假寒案 ……………………………… 58

痰火误补竟殁案 ……………………………… 59

屡补屡误案 …………………………………… 60

阴虚阳越心悸案 ……………………………… 61

惊则气乱治肝得愈案 ………………………… 62

失惊不寐不便案 ……………………………… 63

阳升气逆心悸案 ……………………………… 64

似中非中心悸案 ……………………………… 64

卒惊吓致风阳陡动案 ………………………… 65

疟疾怔忡案 …………………………………… 66

胆经郁热惊悸案 …………………………………… 66

心肝火旺心悸案 …………………………………… 67

痰火上冒惊悸案 …………………………………… 68

痰滞胆经心悸案 …………………………………… 68

肝热心悸案 ………………………………………… 69

心肾两虚痰涎蕴胆案 ……………………………… 69

阴不潜阳怔忡案 …………………………………… 71

宗气上浮心悸案 …………………………………… 71

阴虚夹痰心悸案 …………………………………… 73

心肾两伤案 ………………………………………… 73

水火不济案 ………………………………………… 74

阴不潜阳心悸案 …………………………………… 74

阳虚心悸案 ………………………………………… 75

虚里穴动案 ………………………………………… 75

虚实夹杂怔忡案 …………………………………… 76

舌苔不退似积食案 ………………………………… 76

脾肾双补防复案 …………………………………… 77

水火不济宜专补肾案 ……………………………… 78

阳亢阴亏心悸案 …………………………………… 78

冲气不和心悸案 …………………………………… 79

痢后误补致心悸案 ………………………………… 80

心火妄动案 ………………………………………… 81

水不涵木治验案 …………………………………………… 82

内风扇动心悸案 …………………………………………… 82

厥阴化风心悸案 …………………………………………… 83

心、肝、肾三脏并调案 …………………………………… 83

蓄血妄行络虚案 …………………………………………… 83

三经郁热心悸案 …………………………………………… 84

心失血涵案 ………………………………………………… 85

心悸膏方案 ………………………………………………… 86

心悸伴肛疡未敛案 ………………………………………… 86

血闭阴经心悸案 …………………………………………… 87

正虚痰凑心悸案 …………………………………………… 88

因惊致悸案 ………………………………………………… 88

素体心怯感疾加重案 ……………………………………… 89

气血不调心悸案 …………………………………………… 90

痰火上冲惊悸不寐案 ……………………………………… 91

病起劳怒虚阳上乘案 ……………………………………… 91

水不涵木扰神案 …………………………………………… 92

痰饮心悸案 ………………………………………………… 92

厥阳上扰心悸案 …………………………………………… 93

中虚夹痰以介类取效案 …………………………………… 93

产后肝郁血虚案 …………………………………………… 94

木火蒸痰怔忡不宁案 ……………………………………… 97

阴虚夹痰肝阳暗动案 ·········· 98

肝肾亏虚心悸案 ·········· 98

肝阳浮动心悸案 ·········· 99

清泄肝木治心悸案 ·········· 100

风阳不平心悸案 ·········· 101

肝火扰神心悸案 ·········· 101

痰阻胃中恐怖案 ·········· 102

风痰交炽心悸案 ·········· 102

水不涵木心悸案 ·········· 103

阳虚水停心悸案 ·········· 104

木旺化风心悸案 ·········· 105

阴阳两乖心悸案 ·········· 106

肝火夹痰心悸案 ·········· 107

阳衰阴盛心悸案 ·········· 108

水火不济案 ·········· 109

痰郁机枢心悸案 ·········· 110

中虚交春心悸案 ·········· 111

心肾两虚惊悸案 ·········· 112

营虚不寐惊悸案 ·········· 112

咳嗽、盗汗瘥后心悸案 ·········· 113

肝逆乘中心悸案 ·········· 113

水亏木旺心悸案 ·········· 114

肝风内震心悸案 ……………………………… 115

带下腰酸心悸案 ……………………………… 115

肝胃不和心悸案 ……………………………… 116

经停腰痛心悸案 ……………………………… 117

经行腰痛心悸案 ……………………………… 118

心悸伴癸水不调案 …………………………… 119

停经脘闷心悸案 ……………………………… 119

经停吐血心悸案 ……………………………… 120

风湿骨痛心悸案 ……………………………… 120

胆胃痰热心悸案 ……………………………… 121

肝胆痰热惊惕案 ……………………………… 121

气火升腾心惕肉跳案 ………………………… 122

肝失所养心悸案 ……………………………… 123

脾肾亏虚心悸案 ……………………………… 123

误补致怔忡豁痰降火得愈案 ………………… 124

血虚火生心悸案 ……………………………… 124

惊恐欲脱心悸案 ……………………………… 125

络虚惊悸案 …………………………………… 125

肝胃热甚心悸案 ……………………………… 126

中虚阳越怔忡案 ……………………………… 126

坎离不交心悸案 ……………………………… 127

久病肾虚怔忡案 ……………………………… 128

心气不摄怔忡案 ……………………………… 129

心肾阴虚怔忡案 ……………………………… 130

血虚脾湿怔忡案 ……………………………… 130

木火扰心怔忡案 ……………………………… 131

郁伤心脾惊悸案 ……………………………… 132

饮停心下悸动案 ……………………………… 133

水气凌心惊悸案 ……………………………… 134

越鞠丸加味治情郁心悸案 …………………… 135

心阴不足怔忡案 ……………………………… 135

归脾汤加减治血虚怔忡案 …………………… 136

附论文 ………………………………………… 137

病毒性心肌炎治法集粹 ……………………… 137

古代医家对心悸病名、病因、病机的认识及

　用药经验 ………………………………… 157

现代名老中医治疗心悸经验举隅 …………… 181

❀ 气血不足案 ❀

一妇人患惊悸怔忡，日晡发热，月经过期，饮食少思，用八珍汤加远志、山药、酸枣仁，三十余剂渐愈，佐以归脾汤全愈。后因劳发热，食少体倦，用补中益气汤。又因怒，适月经去血不止，前症复作，先以加味逍遥散，热退经止，又用养心汤治之而痊。（《校注妇人良方》）

❀【评议】 妇人以血为本，今见惊悸怔忡，伴有日晡发热、月经过期、饮食少思诸症，乃气血不足之明证，故用八珍汤补益气血，加远志、山药、酸枣仁安神而见效，再以心脾同补之归脾汤收全功。后因劳发热，食少体倦，乃气虚所致，更以补中益气汤补气；又因怒，适逢经期，前症复作，先以加味逍遥散疏木郁和肝脾，待热退血止，再以养心汤治之。本例示人治怔忡，当先明病因，虚者补之，郁者疏之，贵在辨证求因，审因论治。

❀ 取脉舍证案 ❀

滑伯仁治一人，病怔忡善忘，口淡舌燥，多汗，四肢疲软，发热，小便白而浊。众医以内伤不足，拟进茸、附。伯仁诊其脉，虚大而数。曰：是由思虑过度，厥阳之火为患耳。夫君火以名，相火以位。相火，代君火行事者也。相火一扰，能为百病，况厥阳乎？百端之起，皆自心生。越人云：忧愁思虑则伤心。其人平生志大心高，所谋不遂，抑郁积久，致内伤也。然抱薪救火，望安奚能？遂命服补中益气汤、朱砂安神丸，空心则进小坎离丸，月余而安。（《名医类案》）

🌼【评议】 本例怔忡，兼见口淡舌燥，多汗，四肢疲软，发热，小便白而浊，众医以内伤不足，拟进茸、附，唯伯仁诊其脉虚大而数，参合患者平生志大心高、所谋不遂的特点，断其由思虑过度，厥阳之火为患，径投补中益气汤、朱砂安神丸、小坎离丸而安。脉证取舍可不慎乎？

🦀 气虚内热案 🦀

丹溪治一人，形质俱实，因大恐，患心不自安，如人将捕之，夜卧亦不安，耳后常见火光炎上，食虽进而不知味，口干而不欲饮。以人参、白术、归身为君，陈皮为佐，少加盐炒黄柏、元参，煎服，半月而安。（《名医类案》）

◉【评议】 本例怔忡心不自安，日夜不宁，"大恐"为致病之因，心脾不足为病理症结所在，故以参、术、归为君；食虽进而不知味，故佐陈皮以健脾理气；耳后常见火光炎上，口干不欲饮，乃阴虚内热所致，故少加盐炒黄柏、元参以滋阴清热，此乃丹溪之拿手戏也。

🌸 气盛痰多案 🌸

吴茭山治一妇，气盛血少，火旺痰多，因事忤意，得怔忡之患，心惕惕然而惊，时发时止，清晨至晚，如此无度。每服镇心金石之药，愈不安。吴诊其脉，知血少火旺，右浮滑不匀_{弦滑为痰}，气盛痰多也。遂以温胆汤入海粉、苏子，数服而安，次以安神丸常服，痊愈。（《名医类案》）

◉【评议】 本例素来气盛血少，火旺痰多，因事忤意，遂得怔忡之患。俗医不识病因，又不细加考量，率以镇心金石之药治之，愈不安。吴茭山细诊其脉，右浮滑不匀，诊为气盛痰多，遂以温胆汤入海粉、苏子，数服而安。南宋陈言《三因极一病证方论》首列温胆汤以治胆胃不和、痰热内扰之怔忡，谓痰热消、胆胃和，则怔忡诸症自解。吴氏可谓得其三昧者也。

怔忡误作伤寒案

许学士治一尼，患恶风倦怠，乍寒乍热，面赤，心怔忡，或时自汗。是时疫气大行，医见其寒热，作伤寒治之，用大小柴胡汤杂进数日，病急。许诊视，告之曰：三部无寒邪脉，但厥阴弦长而上鱼际，宜服抑阴等药治之。以生地二两，赤芍一两，柴胡、秦艽、黄芩各半两，为细末，蜜丸如梧桐子大，每服三十丸，乌梅汤吞下，日三服，良愈。(《名医类案》)

【评议】 本例怔忡，兼见恶风倦怠、乍寒乍热、面赤、时自汗诸症，又值时疫流行，难怪医作伤寒治，投以大小柴胡汤，但药进病急。幸许学士以脉决之，三部无寒邪脉，但厥阴弦长而上鱼际，乃肝经热盛之象，非伤寒所致，当以抑阴药治之。伤寒与怔忡，一为外感，一为内伤，虽相距甚远，但临床上若稍不留意，亦难免相混，慎之！

贵妇肝郁惊悸案

江篁南治一贵妇，寡居，月候不调，常患寒热，手足或时麻木，且心虚惊悸，或心头觉辣，诸治不效。诊其肝脉弦，出左寸口，知其郁而有欲心不遂也。乃以乌药、香附二味投之，二服诸症俱减。（《名医类案》）

●【评议】 贵妇寡居，出现月候不调、寒热、手足麻木、惊悸诸症，症情繁纷，诸治不效，唯江篁南以脉知病，诊其肝脉弦，出左寸口，"知其郁而欲心不遂也"。以乌药、香附寥寥两味，疏肝理气而诸症俱减。药不在贵，中病即好；药不在多，对证即灵。

痰饮内蕴案

一女子十五岁，性沉静，被盗所恐，遂惊悸，腹胁胀痛，寒热往来，不食无寐，善思恐惧，用酸枣仁丸、归脾汤、加味逍遥散而寻①愈。出嫁后，因丧子兼大劳，惊悸无寐，吐痰发热，饮食少思，胸腹膨胀，服化痰药，日吐痰四五碗。时考绩至京，请治。余谓：脾肺虚寒，不能摄涎化食而为痰也。用六君、干姜六剂，痰益甚，手足并冷，用前药，每加附子一钱，仍不应；乃用人参一两，附子二钱，四剂始稍缓；又二剂，仍用六君加姜、附各五分，数剂后，易

---

① 寻：顷刻，不久。

桂治之而愈。(《保婴撮要》)

🌀【评议】 成无己在《伤寒明理论·卷中·悸》中，将心悸的发生概括为气虚、停饮二端。朱丹溪《丹溪心法·惊悸怔忡》谓："人之所主者心，心之所养者血，心血一虚，神气不守，此惊悸之所肇端也。"临床所见惊悸，心血虚固然为多，痰饮所致亦非罕见。本例从病史、病因及症状来分析，其辨证为脾肺虚寒、痰饮所困并不难，妙在其用药之精。痰饮当以温药和之，人所皆知。当六君、干姜不应，每加附子一钱仍不应，乃用人参一两、附子二钱，症稍缓；再加姜、附各五分；数剂后，易桂治之而愈。立方遣药，层层深入，谋划周全，宜其取效也。

🌸温胆汤获效案🌸

庶母[①]因儿痘惊苦积劳，虚烦不得卧，心与胆虚怯，触事惊悸，百药不效。家弟长文，偶于友人许，闻兴化陈丹崖疗一女人甚奇，其症与母类，叩其方乃温胆汤也，试之数剂而效。

半夏七钱　竹茹、枳实各三钱　陈皮四钱半　白

---

① 庶母：嫡出子女称父亲的妾。庶：宗法制度下家庭的旁支，与"嫡"相对。

茯苓、炙甘草各二钱二分半　分二剂，姜枣煎服。外加酸枣仁五钱，后因虚极，加人参二钱。质之仲淳，曰：此必有痰而善饭者也。果然。（《先醒斋医学广笔记》）

◉【评议】　温胆汤是治胆虚惊悸不寐的经世名方，本例据证加枣仁、人参以增强养血安神之功。主方对路，又能随证加减，故效佳。这也是成方活用之范例。

❀ 真虚假实案 ❀

越①十年余，明葵女，黄履中室也。半产两度，天启丁卯，客建业时也。因循至戊辰春，眠食俱废，且苦痰，恍惚殊甚，诸医以其挟火挟痰，且嗽，不敢用补。二月，明葵长子可权，踵门②请疗先生。脉之，寸关浮滑。先生曰：不但不食不寝，必多汗易惊，大补大敛，方得。投以人参三钱，五味一钱，黄连、归、芍等剂。履中曰：五味、人参，得无犯肺热之说乎？先生曰：诸医正碍此耳。久嗽用五味，久汗用独参，服之，神必宁。药进，火退，嗽减，痰渐降，进

---

① 越：及，到。
② 踵门：亲自上门。踵：脚后跟。

谷而卧。后以大料熬膏，入龙齿、归、芐①、酒红花，更以河车膏峻补，用河车者，因其病源从胎堕起也。（《冰壑老人医案》）

● 【评议】 虚则补之，实则泻之，说之易，做之难。本例眠食俱废，且苦痰，恍惚殊甚，诸医以其夹火夹痰，作实证治。冰壑老人因其半产两度，多汗易惊，遂以大补大敛投之见效，再以河车膏峻补毕其功，因其病原始于堕胎，真智者慧眼勇者胆也！知其确为虚，当直补其虚，吾辈当仿之。

🌺 急则治标案 🌺

国助修之毛公，延余诊闵夫人，按得心脉细数，小肠短涩，肝脉微弱，胆脉沉微，肺肠脾胃脉皆滑，肾与命门脉俱浮。余曰：据此脉状，浮沉两取，乃久病虚中有热，肺脾胃中有痰有火，故气不畅而少食，神不安而易惊，治法宜养心血，清肺气，和脾胃，疏火化痰之剂调之，俾其脾胃纳运，气血冲和，饮食多进，痰气自顺，虚火自降矣。公曰：贱荆②自幼心虚胆怯，一夜不燃灯，则惊恐不寐，体气素弱，发热肤

---

① 芐：古代熟地称"芐"。
② 贱荆：旧时称妻子。贱：谦辞。

干，饮食少进久矣。余曰：如公之言，脉症皆应，服十数剂可安。方用当归身二钱，枣仁一钱五分，白芍药一钱五分，白术一钱，柴胡七分，黄芩七分，陈皮七分，白茯神七分，甘草五分，防风五分，半夏五分，生姜灯心为引。服七剂，热减其半，再七剂，饮食加倍，体气和畅，复诊数脉皆平，惟见本虚弱脉，肝脉见苁带涩，主血海闭竭，当有经闭癥结腹痛之候，前剂治标，今琥珀膏治本。公曰：经闭三十年，腹痛时举时已，此非本病乎？余曰：《经》中所言标而本之，本而标之，以急为标，以缓为本。经闭既已三十年，腹痛时发，不为不缓矣，当作本病治。琥珀膏每日空心一服，经可调而腹痛可止，癥结亦可消矣。公曰：其痛不举发足矣，调经消癥不敢望也。服琥珀膏四两，痛止癥散，经事忽下。公惊曰：久虚之人，当此经行否？余曰：再诊脉以调之，不必虑也。按六脉和平，气血通畅，所以经事始通。又服养血健脾丸药调之悉安。诸痛宜气行血通，通则不痛，屡验神奇，皆赖琥珀膏之功多也。(《两都医案》)

❀【评议】 本例闵夫人经闭癥结已三十年，当为本病；今以神不安而易惊为苦，则为标病。《黄帝内经》言：标而本之，本而标之，以急为标，以缓为本。前剂治标，以琥珀膏治本，竟痛止癥散，经事忽下。标本之治，当随时随症也。

🌺 痰火现虚象案 🌺

惊悸易泄，腰疼足软，有似虚象，而实因痰火。盖脉不弱数，形不枯瘁，未可遽①与补也。

半夏　炙草　秫米　橘红　茯苓　竹茹　远志
石菖蒲（《（评选）静香楼医案》）

🌸【评议】　此半夏秫米汤合温胆汤加味也，认证既确，立方自然入彀，示人不能先入为主。

🌺 肝风惊恐案 🌺

某五三

下元水亏，风木内震，肝肾虚，多惊恐，非实热痰火可攻劫者。

生地　清阿胶　天冬　杞子　菊花炭　女贞实
（《临证指南医案》）

🌸【评议】　本案病根在肝，由肝肾阴虚引动肝风而致惊恐，故以清补肝肾为法。菊花虽系疏风之品，而性味甘寒，与羌、麻等辛燥者不同，故于补肝肾药

---

① 遽：急。

中相须而用最宜。

🌸 心营内热心悸案 🌸

某姬

脉右虚左数，营液内耗，肝阳内风震动，心悸眩晕少寐。

生地 阿胶 麦冬 白芍 小麦 茯神 炙草

（《临证指南医案》）

🌸【评议】 本案病在心肝，心营内耗使神不安藏，阴液亏损致肝阳风动，故治以养心宁神、滋阴涵阳为大法。

🌸 心肝同病案 🌸

曹

肝胆阳气，挟内风上腾不熄，心中热，惊怖多恐，进和阳镇摄方法。

龟甲 龙骨 牡蛎 茯神 石菖蒲 远志

又 神识略安，夜不得寐，胸脐间时时闪烁欲动，乃内风不熄也，进补心法。

生地 丹参 元参 茯神 枣仁 远志 菖蒲

天冬　麦冬　桔梗　朱砂（《临证指南医案》）

❀【评议】 以潜阳镇摄药平肝胆阳气，再仿天王补心丹法补心安神收功，心肝同治，用药有序。

❀ 营血不足案 ❀

某氏

失血半年，心悸怵胁下动，络脉空隙，营液损伤，议甘缓辛补。

枸杞　柏子仁　枣仁　茯神　炙草　桂圆

又　生地　阿胶　小麦　广三七　乌贼骨　菟丝子　茯神　扁豆

夜服三钱。（《临证指南医案》）

❀【评议】 本案病起失血，营液亏虚，心失所养，故以补营液安心神为大法，佐三七、乌贼骨、扁豆、止血、养胃，标本兼治，其效必显。

❀ 肝胃不和案 ❀

陆三六

咽属胃，胃阴不升，但有阳气熏蒸，致咽燥不成寐，冲逆心悸，震动如惊，厥阴内风，乘胃虚以上儋，胃脉日虚，肢肌麻木，当用十味温胆，合秫米汤，通摄兼进，俾肝胃阳和，可以痉安。

人参　茯苓　枣仁　知母　竹茹　半夏　黄色秫米

又　用泄少阳、补太阴法。

六君去甘草，加丹皮、桑叶，金斛汤法丸。（《临证指南医案》）

☸【评议】　仿十味温胆法，以胃脉日虚，去熟地之滋腻，枳实、陈皮之香燥；合秫米，为《黄帝内经》半夏秫米汤，故无需远志、五味之安神；尔后，以六君补太阴，加丹皮、桑叶泄少阳收功。

☸ 经期受惊心悸案 ☸

杨氏

经血期至，骤加惊恐，即病寒热，心悸不寐，此惊则动肝，恐则伤肾，最虑久延脏燥，即有肝厥之患。

淮小麦　天冬　龙骨　牡蛎　白芍　茯神（《临证指南医案》）

☸【评议】　以龙骨、牡蛎平肝潜阳，白芍、天冬柔肝养阴，淮小麦、茯神养心安神，心、肝、肾三脏兼顾，用药丝丝入扣。

🎋 惊恐难鸣苦况案 🎋

陈二九

心中若烟雾，嗳则气散，少顷即聚，易惊恐畏惧，呕逆不渴，自述难鸣苦况，泻后亡阴，热药劫阴，前议和胃不应，主以镇之安神。

炙甘草　淮小麦　大枣　枣仁　青龙骨（《临证指南医案》）

🎋【评议】　仿仲圣甘麦大枣汤意，加青龙骨、枣仁镇心安神，方轻意重。

🎋 骤惊心悸案 🎋

某

骤惊，阳逆暴厥，为肝胆病，昼则心悸是阳动，夜则气坠属阴亏，用收固肾肝可效。肝肾阴虚阳浮.

生地五钱　萸肉一钱　龙骨三钱　牡蛎三钱　五味一钱　真金箔三张（《临证指南医案》）

🎋【评议】　龙骨、牡蛎潜阳，生地、萸肉、五味固阴，再以金箔定惊安神，阴阳平而心悸除。

🦋 失血致营液暗伤案 🦋

自失血半年以来，心悸怔忡，胁左时动。络脉空隙，营液暗伤，议甘缓平补。

酸枣仁　柏子仁　桂圆肉　生地　茯神　杞子　炙甘草

饥时服。（《叶氏医案存真》）

🦋【评议】　此叶氏典型之甘缓平补用药法也。用酸甘柔润之剂补益心脾之营，不用参、芪甘温益气。

🦋 心热惊惕案 🦋

阴液枯槁，阳气独升，心热惊惕，倏热汗泄，议用复脉汤，甘以缓热，充养五液。

人参　阿胶　炙草　麦冬　牡蛎　麻仁　细生地（《叶氏医案存真》）

🦋【评议】　此复脉汤之变通，去桂、姜之辛热，加牡蛎之潜阳。

🦋 长期茹素胃弱肝阳热炽案 🦋

茹素胃弱，向系肝阳热炽，今微眩，耳鸣，心忸。议甘以养胃缓热，少佐酸味。

酸枣仁　柏子仁　炙甘草　鲜白藕汁　大生地　甜细真北沙参　大麦冬　云茯苓　黄肉炭（《叶氏医案存真》）

✿【评议】　长年茹素胃弱，唯清甘之品尚能纳而养之，再少佐酸味以收之安之。药虽平淡无奇，用意则深，乃叶氏清养胃阴之用药真髓。

✿ 肝胆木火上攻胃脘心悸案 ✿

周

情志易生嗔怒，肝胆木火上攻胃脘，心悸忽嘈，手抚动跃。夫动皆阳化，沉香、肉桂辛热，肝有催捍恶燥之累，非入理也。

柏子仁　归须　桃仁　大麻仁　南楂肉（《叶天士晚年方案真本》）

✿【评议】　肝火忌沉香、肉桂之辛热，理之当然；用归须、桃仁、楂肉之活血，大有深意。

✿ 参术误补案 ✿

淮安巨商程某，母患怔忡，日服参术峻补，病益甚，闻声即晕，持厚聘邀余。余以老母有恙，坚持不往，不得已，来就医，诊视见二女仆从背后抱持，二女仆遍体敲摩，呼太太无恐，吾侪俱在也，犹惊惕不已。余以消痰之药去其涎，以安神之药养其血，以重坠补精之药纳其气，稍得寝。半月余，惊恐全失，开船放炮，亦不为动，船挤喧嚷，欢然不厌。盖心为火脏，肾为水脏，肾气挟痰以冲心，水能克火，则心振荡不能自主，使各安其位，则不但不相克，而且相济，自然之理也。(《洄溪医案》)

🏵【评议】 本案虽未出示具体方药，但条析病因清晰，立法妥帖。认为本例怔忡，其所涉之脏为心、肾，其病因为气虚多痰之体，误服参术，致痰滞、气逆、血虚，肾气夹痰以冲心，其治则为各安其位，诚为临证法则。

🏵 肾虚劳怯案 🏵

吴厚先治薛氏子，吐血止后，忽患心跳振衣，或时惊恐，用熟地一两，山药五钱，女贞、山萸、枸杞各三钱，服二十余帖，本方加元武胶为丸，症顿减。间药一日即跳动，偶一医用六君子，加补心镇心之品，症复增。吴曰：此心跳，乃虚里之动也。《经》

曰：胃之大络名虚里，贯膈络肺，出于左乳下，其动应衣，宗气泄也。凡患肾虚劳怯者，多见此症。肾属水而肺主气，气为水母，肾虚不纳，故宗气上泄，而肾水愈竭于下。欲纳气归元，惟补阴配阳为是耳。（《续名医类案》）

● 【评议】 凡治小儿，不论诸症，宜先揣虚里（左乳下心尖搏动之处）。若临证见患儿虚里跳动明显者，以其先天不足，不但绝不能攻伐，即仅用六君子补气亦罔效，非大剂熟地、山药、女贞、山萸、枸杞、元武胶补阴配阳不可。

以惊治悸案

张子和治卫德新之妻，旅中宿于楼上，夜值盗劫人烧舍，惊堕床下，自后每闻有响，则惊倒不知人，家人辈蹑足而行，莫敢冒触有声，岁余不痊。诸医作心病治之，人参、珍珠及定志丸皆无效。张见而断之曰：惊者为阳从外入也，恐者为阴从内出也。惊者谓自不知故也，恐者自知也。足少阳胆经属肝木，胆者敢也，惊怕则胆伤矣。乃命二侍女执其两手，按高椅之上，当面前置一小几。张曰：娘子当视此，一木猛击之，其妇大惊。张曰：我以木击几，何以惊乎？伺

18

少定击之，惊又缓。又斯须连击三五次，又以杖击门，又遣人画背后之窗，徐徐惊定而笑，曰：是何治法？张曰：《内经》云，惊者平之。平者，常也。平常见之，必无惊。是夜使人击门窗，自夕达曙。夫惊者神上越，从下击几，使其下视，所以收神也。一二日虽闻雷亦不惊。德新素不喜张，至是终身压服[①]，如有人言张不知医者，执戈以逐之。（《续名医类案》）

●【评议】 将惊、恐分为外入、内出，又谓惊则伤胆，诚为卓识。而不置药，反以一木击几之法，使岁余顽疾一朝而瘥，岂常人胆识？王士雄曰："余尝谓亘古以来，善治病者，莫如戴人（张子和之号），不仅以汗、吐、下三法见长也。"

❀ 辛能克木案 ❀

卜氏子年二十八岁，病身弱四肢无力，面色苍黄，左胁下身侧上下如臂状，每发则痛无时，食不减，大便如常，小便微黄，已二三载矣。诸医计穷，求张治之。视其部分，乃足厥阴肝经，兼足少阳胆经也。曰：甲胆乙肝，故青。其色黄者，脾也。诊胆脉

---

① 压服：被迫服从。

小，此因惊也。惊则胆受邪，腹中当有惊涎绿水。病人曰：昔曾屯军被火，自是而疾作。乃夜以舟车一百五十丸、浚川散四五钱加生姜自然汁，平旦果下绿水四五行。或问大加生姜何也？曰：辛能克木也。下后觉微痛，令再下之，比①前药三之一，又下绿水三四行，痛止思食，反有力。张谓卜曰：汝妻亦当病。卜曰：太医未见吾妻，何以知之？曰：尔感此惊几年矣？卜曰：当被火，我正在草堂中熟寐，人惊唤我，睡中惊不能言，火已塞门，我父拽出我火中，今已五年矣。张曰：汝胆伏火惊，甲乙乘脾土，是少阳相火乘脾。脾中有热，故能食而杀谷。热虽能化谷，其精气不完，汝必无子。盖败经反损妇人，汝妻必手足热，四肢无力，经血不时。卜曰：吾妻实如此，亦已五年矣。他日，门人因观《内经》言先泻所不胜，次泻所胜之论。其法何如？以问张，张曰：且如胆木乘脾土，此土不胜木也。不胜之气，寻救于子。己土能生庚金，庚为大肠，味辛者为金，故大加生姜以伐木。然不开脾土，无由行也。遂用舟车丸，先通其闭塞之路，是先泻其所不胜，后用姜汁调浚川散大下之，次泻其所胜也。大抵阳干克阳干，腑克腑，脏克脏。（《续名医类案》）

---

① 比：及，等到。

🌸【评议】 昔贤皆谓惊入心，治法不镇心安神，病焉能愈哉？后学虽不能用此法，亦当读其书，师其意，其则不远也。无乃温补风行，专尚补虚。子和擅攻邪，汗、吐、下三法是也。五行生克，理之所存也。姜汁调散，辛能克木，姜可温中，邪去而脾阳不伤，实乃泻法之精妙所在。

🌸 惊怒致形神不能自主案 🌸

张路玉治吴昭如室，年壮体丰，而素有呕血腹胀，脾约便难之恙。两遭回禄①，忧恚频，仍近于失血之后，忽然神气愦乱，口噤目瞠。诊其气口数盛而促，人迎弦大而芤，形神不能自主，似有撮空之状。或谓症犯条款，疑不出五日当毙。张谓不然，若是撮空，必然手势散漫，今拈着衣被，尽力拉摘，定为挟惊挟怒无疑。爪者，筋之余，非惊怒而何？况脉来见促，当是痰气中结，殊非代脉之比。询其病因，惊怒俱有。遂用钩藤一两，煎成入竹沥半盏，姜汁五匙，连夜制服，服后即得安寝，六脉亦稍平，但促未退。仍用前方减半，调牛黄一分，其夕大解三度，去结屎五六十枚，腹胀顿减，脉静人安，数日平复如常。

---

① 回禄：相传为火神之名，引伸指火灾。

（《续名医类案》）

❀【评议】 脉诊定乾坤，细问明病因，瞬间柳暗花明。故王士雄批曰："辨证明晰可师，立方轻重可法。"

❀ 气虚痰饮扰心案 ❀

老僧悟庵心悸善恐，遍服补心养血之药不应，天王补心丹服过数斤，惊悸转增，面目四肢微有浮肿之状，求张治。察其形肥白不坚，诊其脉濡弱而滑，此气虚，痰饮浸渍于膈上也。以导痰汤稍加参、桂通其阳气，数服而悸恐悉除。更以六君子加桂，水泛作丸，调补中气而安。（《续名医类案》）

❀【评议】 此证临床多见，常人多以补心养血为对症之药，而本例张路玉据其体质和脉象，断为气虚痰饮浸渍膈上所致，遂用导痰汤加味而悸恐悉除，"辨证求因，审因论治"，此之谓也。

❀ 心脾两虚案 ❀

吴孚先治王兵宪，患惊悸，时或烦躁，夜更靡宁，右关虚弱，左寸尤甚，与加味归脾二十剂而全愈。

龚子才治一童子，因用心过度，少寐惊悸，怔忡恶寒，先用补中益气汤加茯苓、枣仁、远志，恶寒渐止。又用加味归脾汤，惊悸稍安，再用养心汤而安。（《续名医类案》）

🌸【评议】 以上二例，均属心脾两虚证，用归脾汤收桴鼓之效。

🌺 常食海蛤致惊悸案 🌺

杜某治林学士子，居常喜食海蛤，饮食之顷，未尝不设，至十八年，忽面色顿青，形体瘦削，夜多惊悸，皆谓劳瘵之疾，百疗不瘳。杜脉之曰：非病。何以知之？虽瘦削面青，精神不减。问学院子：秀才好食甚物？曰：多食南海中味。杜曰：但多服生津液药，病当自愈。如是经两月，面色渐有红润意，夜亦无惊悸。林问所以然，杜曰：王冰《素问》云，盐发渴，乃胜血之症。海味如盐，既多食，使心血渐衰，则夜惊悸。今既去咸，用生津之药，人且少壮，津血易生，故疾去而安矣。（《续名医类案》）

🌸【评议】 此乃审证辨因、对证用药之范例。

❀ 非药食能疗惊悸案 ❀

许绅者京师人，嘉靖初，供事御药房，受知于世宗，累迁太医院使，历加工部尚书，领院事二十年。官婢杨金英等谋逆，以帛缢帝，气已绝，绅急调峻药下之，辰时下药，未时忽作声，去紫血数升，遂能言，又数剂而愈。帝德绅，加太子太保，礼部尚书，赐赍①盛厚。未几，绅得疾，曰：吾不起矣。曩②者宫变，吾自分不效必杀身，因此惊悸，非药石能疗也。已而果卒，赐谥恭僖，官其一子，恤典有加。明太医官最显者，止绅一人。（《续名医类案》）

❀【评议】 帝之病可愈，仗许绅医治之功；绅之病难疗，盖劳心劳力，无人分忧也。

❀ 标本先后有序治案 ❀

施沛然治吕孝廉沈仆，患惊悸三月，闻响则甚，遇夜则恐，恐甚则上屋逾垣③，旋食旋饥，日啖饭无算。或谓心偏失神，用补心汤益甚。脉之，右关洪数

---

① 赍：赐予。
② 曩（nǎng）：往者；从前。
③ 垣：矮墙。

无伦，两尺浮大，按之极濡。病得于酒且内①，肾水枯竭，客热犯胃。《经》云：肾主恐。又曰：胃热亦令人恐。又曰：消谷则令人饥。又曰：足阳明病，闻木音则惕然而惊，甚则逾垣上屋。此病在胃与肾脾。心属火，是脾之母，补心则胃益实，火盛则水益涸，故药之而病反甚也。但病本在肾，而标在胃也。先治其标，用泻黄散，后治其本，用肾气丸。一病而寒热并用，补泻兼施。第服泻黄散三日，当不饥矣，服肾气丸十日，当不恐矣。已而果然。（《续名医类案》）

● 【评议】　旋食旋饥，此胃有实火之征也。胃火不去，肾水难补，急则治标，先除胃火；后乃补肾，图其本也。

🌸 补肝得寐案 🌸

一儒者苦学久困场屋②，得痰吐衄盈盆，尫羸骨立，夜卧交睫，即梦斗败争负恐怖之状，不可形容。如是十载，每劳则发，用正心安神不效。一日读脏气法时论，乃知人魂藏于肝，肝又藏血。作文既苦，衄血又伤，则魂失养，故交睫若此。知非峻补不奏功，

---

① 内：房事。
② 场屋：科举考试的场所。

乃以酒溶鹿角胶，空腹饮之，五日而睡卧安，半月而肌肉生，一月而神气复，始能出户。(《续名医类案》)

⚫【评议】 治心罔效，当思求诸肝，肝藏血，为魂之居处故也。

❋ 参禅忘虑案 ❋

卢不远治沈君鱼，终日畏死，龟卜筮数无不叩，名医之门无不造。一日就诊，卢为之立方用药，导谕千万言，略觉释然。次日侵晨①，又就诊，以卜当十日死，卢留宿斋中，大壮其胆，指菁山叩问谷禅师授参究法，参百日，念头始定而全安矣。戊午过东瀛吴对亭大参山房，言及先时恐惧状，盖君鱼善虑，虑出于肝，非思之比。思则志气凝定，而虑则运动展转，久之伤肝，肝血不足，则善恐矣。情志何物？非世间草木所能变易其性，惟参禅一着，内忘思虑，外息境缘，研究性命之源，不为生死所感，是君鱼对症之大药也。君鱼病良已，能了知此药物否？(《续名医类案》)

⚫【评议】 本例系情志病，非草木所能易其性，以参禅法得以克奏肤功，"心病需要心药疗"，此之谓也。

---

① 侵晨：天刚亮。侵：渐近。

✤ 老人怔悸案 ✤

五志中阳气冲搏，心怔悸眩晕，多劳多怒，老人腑液干枯，内风煽越使然。

生鸡子黄　柏子仁　生地黄　茯神　清阿胶　天门冬

晕吐缓，心悸痛。

炙甘草　枸杞子　茯神　生谷芽　人参　当归身　肉桂　后改养营丸（《扫叶庄一瓢老人医案》）

✤【评议】 仲景黄连阿胶汤之变化也。去芩、连之苦寒，白芍换天冬，加生地、茯神、柏子仁以养心安神。

✤ 身静心动案 ✤

读诵久坐，身似静，心多动，阳气皆令上亢，阴气无能上承，故心悸。惟静处为宜，药不易效也。

补心丹。（《扫叶庄一瓢老人医案》）

✤【评议】 此案"药不易效"，唯心静为妥，亦属"心病需要心药疗"之意，补心丹，乃辅佐药而已。

🏵 真阳式微怔忡案 🏵

诊脉三五不调，短而微数，按之不鼓，真阳式微，气不下潜，虚里振动，宜于温补中佐以镇摄。

熟地　杞子　萸肉　杜仲　紫石英　河车　坎炁鹿角胶　菟丝饼　鹿茸　枣仁　茯神　山药　建莲远志　补骨脂（《缪氏医案》）

🏵【评议】　为大剂温补肝肾、镇摄安神用药式。方中多用血肉有情之品，缘因症重病甚，单凭草木，未足恃也。

🏵 肝阴不足心悸案 🏵

左关独弦，春脉如弦，或以将交春令使然。但弦而带急，是属肝阴不足，凡心悸腰痛，悉由此。

细生地　枣仁炭　川石斛　石决明　辰砂　茯神杜仲（《缪氏医案》）

🏵【评议】　上案为真阳式微，本案属肝阴不足，同为心悸怔忡，阴阳不能不辨。两者的辨证着眼点，在于脉耳。

🏵 脾虚心悸案 🏵

杨二七

食入即饥，心空易惊，经水或歇或至。病起产后，逾年不复，自述多食生冷。据理肝阴久损，不宜骤用温补。

人参　茯神　炙草　黄精　龙骨　金箔（《种福堂公选医案》）

🏵【评议】 脾虚当以四君为法，唯茯苓易茯神，意在增强宁神之力，又因肝阴久损，故加黄精益肝补阴，龙骨重镇安神，去白术之温燥，恐其劫阴也。

🏵 怔忡伴疟母案 🏵

六合王元昭，六阴脉左关尺更觉沉迟，右三部稍好。据症上年心事不遂，气恼皆有，继之患疟，疟虽止，而腹左成疟母未消，怔忡。近症督脉常冷，牵及心胸四肢，非大温补不效。

八味加千年健。服前药诸症稍减，督脉知暖，仍怔忡作胀。

煎用八味，加麦冬　枣仁　五味

丸用　河车　杜仲　枸杞　麦冬　天冬　人参

远志　枣仁　破故纸　千年健　兔饼　鹿角胶（《黄澹翁医案》）

❀【评议】《张氏医通》谓："疟母者，顽痰挟血食而结为癥瘕。"当以《金匮要略》鳖甲煎丸主之。本案据证大剂温补以治，非寻常软坚散结可比。其治怔忡之法，乃温补肾精为主，兼以养心安神，前贤有云："心本于肾"，良有以也。

❀ 水停心下作悸案 ❀

今人治病不曰是热，即曰是火，此不独医士类多如此，即在病家，妇女大小亦无不交称是热是火，无怪医至于今，则惟高踏自晦。岁嘉庆丁巳夏五，有新城县江晓星者，召诊伊脉，伊云心下有似惊悸，想是心神虚损，故有是病。余诊肝脉浮洪滑大，右脉稍逊。余曰：现今饮食何如？渠①曰：饮食亦可。余曰：食后曾作饱否？渠曰：略有。余曰：食后必有嗳见？渠曰：有嗳。余看晓老形体肥厚，内不甚坚，因问现在所服何药？渠曰：药亦未服，只有医开十全大补。余谓：此属补药通剂，而究人病症有何缺陷，有何应补，有何不应补为是，此单休服。其病原是脏阴无

---

① 渠：他，代词。

火，水停心下作悸。盖心者，火也，处于南离，一逢北坎水壅，则火忌水克，而悸作焉。时有问余坎有二阴，中有一火，与水为伍，而火独不见惧乎？余曰：一阳二阴，同居于北，生时已定，岂此心居上拱，水离其位，凌心而致作悸乎？且不独于心作悸，而更见有坚筑短气，恶水不饮冒眩之象。渠曰：亦是。但病属火属热，人所共知，兹独曰水，实所未晓。余谓：天地不能有阳而无阴，而人身不能有火而无水，水盛则火必衰，火衰则水必盛，一胜一负，理所应有。今人治虚总曰滋水，治实总曰泻火，一水一火，情何偏好而不得乎？独不观书有云：水停于心，而见坚筑短气，恶水而不欲饮，甚则悸而眩冒，岂火之谓乎？水在于肺，而见口吐涎沫，岂火之谓乎？水在于肝而见胁下支满嚏病，岂火之谓乎？水在于肾，而见腰腹重坠心悸，岂火之谓乎？水在于脾，而见少气身重与肿，岂火之谓乎？推而水溢大肠，而见洞泄不休；水闭膀胱，而见阴囊及茎皆肿；水聚于腹，而见腹胀如鼓；水溢于经，而见身肿如泥；水渍于上，而见喘汗唾涕备至；水停于膈，而见痞满坚筑时闻，又岂火之谓乎？且表寒而见身冷厥逆色惨，里寒而见冷咽肠鸣呕吐，上寒而见吞酸嗳腐胀哕，下寒而见足冷溏泄，遗尿阳痿，又岂因火因热而始然乎？但火人望而畏，而水人玩而褻。若果有火无水，则天所生利水导水泻水之药，皆属虚设，而《金匮》载用麻黄、防己、苓、术以治风水，细辛、肉桂、苓、半以治寒水，泽泻、牡蛎、商陆、海藻、葶苈以治热水，木、泽、姜、半以治水饮，白术、茯苓以治水滞，大戟、芫花、甘遂、牵牛、槟榔、木香以治水气，元胡、灵芝、琥珀、桃仁、红花、葶苈、白鱼、乱髪以治水血，其方皆属空谈，总不若今时医千手雷同，皆称属火为愈。足下原属火衰水泛之病，何得通用十全大补滋水之药以补？言讫，余开茯苓三钱，半夏三钱，肉桂一钱，牛膝一钱，车前八分，嘱渠服有十余剂而安。越数日渠报药效，余因执笔书此以为儿辈勖①。（《锦芳太史医案求真初编》）

🔘【评议】 不受时风之弊，独立思辨，乃医者之根本。水火者，阴阳之征兆也。治水治火，皆当从证；宜补宜泻，不可厚此薄彼。本案水火之辨，堪称周详，足资参考。

🔹 心血不足怔忡案 🔹

心血不足，肾水又亏，火不下降，水不上升，水

---

① 勖（xù）：勉励

火无既济之功，是以常患怔忡，症属虚候，拟用归脾汤加减，方列于后。

白术二钱（黄土微炒）　炙黄芪二钱　白茯神二钱　人参二钱　酸枣仁二钱（炒）　远志五分（去心）　炙甘草一钱　当归身二钱　龙眼肉五枚　麦门冬一钱（不去心）　五味子一钱　枸杞子二钱　水同煎服，另吞都气丸三钱。（《南雅堂医案》）

❀【评议】　水火不济，心肾同治，归脾补心血，都气纳肾气，汤丸结合，一速一缓，张弛有度。

❀ 怔忡日轻夜重案 ❀

怔忡，日轻夜重，不得酣睡，由肾气耗亏，不能上交于心，宜责诸少阴一经，使水火既济，坎离交孚①，其患自平。

大熟地八钱　山萸肉六钱　人参四钱　当归身四钱　酸枣仁六钱（炒）　麦门冬四钱（不去心）　肉桂三分　黄连三分（《南雅堂医案》）

❀【评议】　心肾不交，以少量肉桂、黄连交泰坎离，使其水火既济。

---

① 交孚：孚，信也，意指相互信任。

🌟 包络郁火夹痰为患案 🌟

左寸脉浮而洪，舌绛，是包络之火有余，兼痰气挟而为患，致成怔忡之症，宜清火化痰，并补养心神为主。

炙黄芪二钱　白术二钱（土炒）　人参二钱　白茯神二钱　川贝母一钱　酸枣仁二钱（炒）　远志五分（去心）黄连五分（去心）　当归身二钱　制半夏　钱　陈皮八分　炙甘草一钱　生地三钱　龙眼肉五枚（《南雅堂医案》）

🌟【评议】　补养心神用归脾，清火化痰用二陈加黄连、川贝。并参朱砂安神丸意，以清包络之火而安神脏。

🌟 膈间水阻案 🌟

膈间有水停阻，致阳气不得上升，水气上凌君主，是以怔忡不安，心胸胀闷，宜以辛温开上焦之痞，以淡渗通决渎之壅，宗《金匮》法，用小半夏加茯苓汤，方列后。

制半夏三钱　白茯苓四钱　生姜二钱　同煎服。（《南雅堂医案》）

🌟【评议】　小半夏加茯苓汤，治水气之经典方。

方中半夏、生姜温化寒凝，行水散饮；茯苓健脾益气，渗利水湿，降浊升清。

心肝两经血虚案

神魂不安，闻声心中常怦怦而动，系心肝两经血虚之故，血虚则神无所归，魂无所主，是以惊悸不已，宜少阴厥阴同治。

人参三钱　当归身二钱　炒白术三钱　远志一钱五分（去心）　生枣仁一钱五分　大熟地五钱　白茯苓三钱　柏子仁一钱　陈皮八分　麦门冬二钱（不去心）　龙骨二钱　陈萸肉一钱压计（《南雅堂医案》）

【评议】《素问·宣明五气》篇曰："五脏所藏，心藏神，肺藏魄，肝藏魂，脾藏意，肾藏志。"《灵枢·本神》云："肝藏血，血舍魂"。神魂不安，病在心、肝二脏，少阴、厥阴二经，但其根本，实为血虚。少阴、厥阴同治，即为治血虚也，故重用熟地。

胆气怯弱案

夜不能寐，少卧则惊醒，惴惴恐怖，反侧不安，乃胆气怯弱之故。盖胆属少阳，在半表半里之间，为心肾交接之会，心气由少阳而下交于肾，肾气亦由少阳而上交于心。胆气既虚，则心肾二气交接愈难，是以惊怖易起，不能成寐，治宜责诸少阳。然少阳胆经，与厥阴肝经互相表里，法须肝胆同治，庶克有济，兹拟方于后。

炒白芍五钱　酸枣仁三钱（炒）　远志二钱（去心）水同煎服。(《南雅堂医案》)

【评议】 少阳胆气，交通心肾，其气既虚，虚则补之。又肝胆互为表里，故肝胆同治，药味精专，重用白芍，以其擅养血柔肝故也。

心虚怔忡案

有触而动曰惊，不触而动曰悸，惊从外起，悸从内生，皆不外心虚之故，虚者补之，兹以补养心神为主。

人参三钱　巴戟天二钱　生枣仁三钱（研）　菖蒲五分　远志一钱（去心）　辰砂三分（飞净冲）　水同煎服。(《南雅堂医案》)

【评议】 心虚者，当有气、血、阴、阳之不同。以药测证，重用人参、巴戟天、生枣仁，当属心血亏虚，心阳不足。

❀ 心脾两亏案 ❀

用心过度，阴血必受损耗，怔忡健忘，皆心血不足之故，生血者心，统血者脾，当握要①以图之。

炙黄芪二钱　炒白术二钱　人参二钱　白茯神二钱　当归身二钱　酸枣仁二钱（炒研）　炙甘草一钱　远志五分（去心）　广木香五分　龙眼肉五枚　水同煎服。（《南雅堂医案》）

❀【评议】　思虑过度，劳伤心脾，首推归脾。心脾同治，气血并补，妙用木香，理气醒脾，使全方补而不滞，滋而不腻，可师可法。

❀ 胆虚气郁案 ❀

口苦呕涎，惊悸不寐，是胆虚气郁所致，用加味温胆法。

制半夏二钱　白茯苓三钱　淡竹茹三钱　陈皮一钱　酸枣仁二钱（炒研）　麦门冬二钱（不去心）　枳实五分（炒）　人参五分　金石斛一钱五分　加生姜两片　水同煎服。（《南雅堂医案》）

---

① 握要：掌握要领。

【评议】 胆为清净之府，性喜宁谧而恶烦扰。痰消气行，则胆虚得补。言温胆者，实为温化胆之痰饮也。汪昂之解，尤为精当："此足少阳、阳明药也。橘、半、生姜之辛温，以之导痰止呕，即以之温胆；枳实破滞，茯苓渗湿，甘草和中，竹茹开胃土之郁，清肺金之燥，凉肺金即所以平肝木也。如是则不寒不燥而胆常温矣。"（《医方集解·和解之剂》）。

心血本虚痰涎袭入案

心悸善忘，初由受惊而起，经年未愈，脉芤兼滑，不耐操劳，系心血本虚，痰涎袭入，用补心丹合十味温胆法治之，方拟于后。

人参二钱　酸枣仁二钱（炒研）　天门冬一钱五分　麦门冬一钱五分（不去心）　丹参一钱　元参一钱　白茯神一钱五分　白茯苓一钱五分　远志八分（去心）　当归身一钱　石菖蒲五分　炙甘草五分　制半夏二钱　生地三钱　淡竹茹二钱　陈皮八分　五味子五分　枳实五分　柏子仁一钱　桔梗五分　水同煎服。（《南雅堂医案》）

【评议】 本案虚在心，实在胆。十味温胆汤者，乃温胆汤加入益气养血、宁心安神之品，重在益气养血，兼以化痰宁心。虚实缓急，药味轻重，尤当在意。

🌸 气血不足兼有瘀滞案 🌸

气血皆虚，兼有瘀滞，是以烦倦乏力，心中作跳不已，胸脘痞满，少腹结块，且多淋带，宜先以清补之剂进之。

人参一钱五分　当归身二钱　炒白芍二钱　白茯苓三钱　制香附八分　川芎八分　川续断一钱　广木香五分　缩砂仁五分（研冲）　陈皮八分　玫瑰花三朵（《南雅堂医案》）

🌸【评议】　虚中夹实，补血行瘀兼施；气为血帅，通瘀行气为先。处方用药，通补结合，灵动活泼，值得效法。

🌸 胃气不和兼心气不足案 🌸

热已退尽，夜不欲寐，惊悸时作，乃胃气不和，心气又虚故也，拟用温胆加味治之。

半夏二钱（姜制）　白茯苓一钱　陈皮一钱（去白）　炙甘草五分　淡竹茹二钱　枳实八分（炒）　枣仁一钱五分　远志一钱五分（《南雅堂医案》）

🌸【评议】　胃不和则卧不安，心气虚则惊悸时作。方用温胆化痰和胃，复加枣仁，远志养心安神，药证颇为熨帖。

❧ 本元不足痰火内蒙案 ❧

本元不足，痰火内蒙，不时惊恐，出汗心跳。诸属二阴之病，只宜清降安神为主。

制首乌　羚羊片　麦冬肉　甘菊花　生枣仁　牡丹皮　石决明　白蒺藜　白茯神　橘红（《鳝山草堂医案》）

●【评议】　本元不足，不可妄攻，痰浊难以速去，其火仍当速平，清降安神以救急，羚羊片为要药。

❧ 悒郁内伤心宕气冲案 ❧

悒郁内伤，心宕①气冲，恐有晕跌之虞。开怀调养为要。

制首乌　牡丹皮　羚羊角　远志肉　生枣仁　炙龟板　煅磁石　石决明　白茯神　柏子霜（《鳝山草堂医案》）

●【评议】　冲气为病，其根在肝，开怀以解其郁，平肝以降其逆。

---

① 宕：穿过；通过。引申为流荡。

🍃 水不制火案 🍃

心营内亏，水不制火，烦郁惊恐，无日不然，脉形虚数，摇岩不定。此关性情拘执，外魔即境而生，内念遂为所牵制，而不可摆脱矣。证已有年，非汤药可疗。鄙拟清心安神参化痰法，未知稍有效否。

炒川连_{姜汁拌}　炙龟板　紫丹参　远志肉　茯神
原生地　煅龙齿　柏子仁　生枣仁　石菖蒲　金箔

复诊：

前用清心宁志之法，神志稍定，语言有序，脉象不至数疾，是亦善机。但证关厥、少二阴，两脏失养，痰火又从而蒙蔽之，清机何由得开乎？当此盛暑，惟有清凉宁静一法而已。

炒川连_{姜汁拌}　炙龟板　陈胆星　橘红　柏子仁
原生地　紫石英　生枣仁　茯神　远志肉　金箔
(《斛山草堂医案》)

🌸【评议】　外魔即境而生，病根在心，非仅凭汤药可奏功，心情调摄为上，此其一；值此盛暑当气，立清凉宁静为法，此其二；痰火蒙蔽心窍，清热豁痰为要，此其三。

❀ 水亏火炎案 ❀

水不足而火上炎，心不宁而神恍惚，头眩时作，此怔忡之渐也。急切不能奏效。

川黄连　炙龟板　煅龙齿　茯神　远志肉　橘红
原生地　牡丹皮　柏子仁　枣仁　炒竹茹　灯心
（《觯山草堂医案》）

❀【评议】　水亏火炎，其根在肾，先天之本，难以速补，故宜标本兼治，缓缓图之。

❀ 心跳目光不明案 ❀

心跳，目光不明，肝肾两亏也。

原生地　白归身　麦冬肉　柏子仁　白茯神　制首乌　料豆皮　甘菊花　生枣仁　远志肉（《觯山草堂医案》）

❀【评议】　肝开窍于目，《黄帝内经》曰："肝受血而能视"，目光不明，则责之肝，肝肾同源，故当同治。又"心本于肾"，肾水亏虚，坎离失济，心悸由是而作，故需心肾两疗。

🦋 手足少阴俱亏案 🦋

手、足少阴俱亏，心神失养，则跳宕不安，六脉纯阴。急须进补，勿过劳心是嘱。

西潞党　炙龟板　五味　柏子霜　茯神　煅磁石大熟地　朱麦冬　丹参　生枣仁　朝服天王补心丹。（《斡山草堂医案》）

🌑【评议】　手足少阴，心肾阴亏，择熟地、麦冬、炙龟板以治其本。跳宕不安，急需煅磁石、金箔重镇宁心，西潞党、丹参、五味、茯神、生枣仁、柏子霜调气血以安神。天王补心，丹药晨服，方便患者，稳定药效。

🦋 心营内亏案 🦋

烦劳太过，心营内亏，则跳动不安。当用归脾法加减。

西党参　炙甘草　炒归身　柏子霜　白茯神　制於术　陈皮　牡丹皮　生枣仁　远志肉（《斡山草堂医案》）

🌑【评议】　归脾汤是治心脾两虚，神不安藏而致心悸不寐的经世名方，用于本例，与病因病机恰合。

🏵 七情抑郁案 🏵

七情抑郁，思虑伤脾，心营耗散，气郁不舒，以致不寐，胆怯，惊疑不定；肝木作胀，时时嗳气；脉形弦细，痫证之机。能舒怀抱，戒烦恼，服药方许奏效。用加味归脾法。

西党参　炙甘草　川郁金　柏子霜　远志肉　制於术　生山栀　煨木香　白茯神　龙眼肉（《鳝山草堂医案》）

🏵【评议】　情郁所致，舒怀戒烦为第一要着，并佐药进。

🏵 气虚厥阳之火上扰案 🏵

气虚，中州失镇，厥阳之火不时上扰，胃脘作痛，心宕胆怯，皆关七情忧郁所致。开怀静摄调理为嘱，否则防怔忡惊悸。

西党参　川连_{姜汁拌炒}　阿胶　五味子　白茯神
炙甘草　上肉桂　炒白芍　紫石英　生枣仁　龙眼肉

复诊：

证关厥、少二阴，最难调治。拟交心肾法，以冀渐瘳。

炒川连_{米拌} 黄柏_{咸水炒} 丹皮 茯神 远志肉 金箔 上肉桂 炙龟板 决明 枣仁 石菖蒲（《鞯山草堂医案》）

⊛【评议】 黄连、肉桂交通心肾，引火归原，方名交泰丸，是治心肾不交怔忡不寐的简易名方。黄连由姜汁拌改用米拌，顾护胃气也。

⊛ 郁而伤神案 ⊛

家芘生兄怔忡治法

芘兄恙抱怔忡，久而不愈，每发心旌摇摇，头晕神倦，辗转不安。予诊之曰：此烦劳郁伤，心、脾、肝三经病也。方定黑归脾汤去木香，加白芍、柴胡，合逍遥散，间参以麦冬、五味、柏子仁、丹参、牡蛎之属。疾发虽轻，然犹未断，芘兄忧之。予曰：神者伸也，人之神好伸而恶郁，郁则伤神。孔圣二论，首揭说乐；佛家《般若经》，首称自在；庄生著《南华》，首标逍遥游。情志中病，未可全凭药力，务须屏烦颐养，方能除根。如言闲散半载，服煎药两百剂，至今疾不复发。（《程杏轩医案》）

⊛【评议】 情志中病，未可全凭药力。本案以黑归脾汤健脾补血治心脾之虚，合逍遥散疏肝理气治怫郁之气，又喻以佛理、孔圣之论、庄生之言，疏导情志，疾愈而不复发。

❀ 似虚非虚似实非实案 ❀

袁_{湖州}

左寸虚滑，右关沉弱，此由惊恐思虑，三阴俱伤，痰火郁结，故神情恍惚，不能自主，不知饥饱，已渐成怔忡、健忘重症。急宜静养少言，再服心脾两调之剂，可愈。

朱拌茯神三钱　远志肉一钱五分，甘草水浸　石菖蒲三分，朱拌　炒丹参二钱　陈皮一钱　制半夏一钱五分　真琥珀五分　煅龙齿二钱　生甘草五分

合欢皮五钱，煎汤代水。

❀【评议】　痰火郁结理当豁痰泄火，但虑惊恐思虑，三阴俱伤，不可妄投。攻之则气血益亏，虚火上浮。故只可缓图，药选石菖蒲、远志、制半夏之属化痰开窍，药轻力缓，不求速成，但求渐进之功。言心脾两调者，实为镇心安神以助静养，健运中焦以助生化。《本草求真·卷一》言合欢"气缓力微，用之非止钱许可以奏效，故必须重用、久服，方有补益、怡悦心志之效矣"。本案合欢皮单味五钱，煎汤代水，

轻药重用，不可忽视。

又　昨用心脾两调之法，右关稍起，左寸微平，舌苔虽减，尚嫌白腻。中宫痰火郁结未开，再照昨法加减。

瓜蒌皮三钱　薤白一钱，酒洗　朱拌茯神四钱　远志肉一钱五分，甘草水浸　石菖蒲三分，朱拌　制半夏一钱五分　陈皮一钱　生甘草七分　石决明五钱

合欢皮五钱，煎汤代水

❀【评议】　药后"右关稍起"，证见起色，无如苔尚白腻，分明中宫痰火郁结未开，故次方参开郁散结之瓜蒌薤白半夏汤以消痰火之根。

又　脉象舌苔俱渐有退意，自觉膈中不能开爽，膈中为心包地步。《内经》所谓膻中，为好乐之官是也。痰火为惊气所结，自应宣豁为治，务须寻乐散心，服药更能速效。

郁金七分　连翘一钱，鸭血拌　朱拌茯神四钱　瓜蒌皮三钱　川贝母二钱　草决明一钱五分　石菖蒲五分　青花龙骨三钱　生甘草五分　建兰叶二片　合欢皮五钱

❀【评议】　舌苔减退，痰浊渐消，但痰火仍有余，气机尚未调，然已无气血亏耗之象。故加用郁金、连翘、泽兰、草决明醒脾气、化湿浊、清痰火。

又　脉象渐松，舌苔稍清，惟心中仍未能开豁，

自述大便带血，色见红紫。此心包瘀积少通，趁此再为清疏咸降，倘能从此泻去，最是捷径，总宜宽心调摄为妙。

大生地三钱　茯神五钱，朱拌　连翘一钱五分，鸭血拌
旋覆花一钱五分，蜜拌　紫降香三分，磨汁　生甘草五分
川贝母二钱　瓜蒌皮三钱　金针菜五钱

合欢皮五钱，煎汤代水。

【评议】　水落石出，痰火去而瘀积自现，酌加旋覆花、紫降香，活血通瘀，清疏咸降。金针菜一味，药食同源，《本草纲目》谓："利胸膈，安五脏，通乳健胃，轻身明目"。

又　诸象渐减，病势已有转机，惟心神恍惚不能自主，一时火升，便觉坐卧不宁，皆属神志之病，心相二火时升时降，再照前方加减。

原生地五钱　粉丹皮一钱五分　朱拌茯神三钱　连翘
一钱五分，鸭血拌　陈胆星三分　石菖蒲三分，朱拌　泽泻一
钱五分　瓜蒌皮四钱　合欢皮五钱　金萱花五钱　生甘草
五分　飞金五张

丸方：

茯神一两　麦冬肉一两　远志五钱，甘草水浸　陈皮三
钱　大枣二两，煮烂　煅磁石一钱

上药为末，枣肉同捣为丸，如龙眼核大，朱砂为

衣，不时口嚼一丸，开水下。

❀【评议】 心、相二火升降失常，方用生地、丹皮滋肾阴，陈胆星、泽泻以泻相火。金萱花、金针菜，俗为黄花菜，学名"萱草"，入药部位不同尔。花者质轻，通利之功更优。病久迁延，做丸剂缓调，方便服用。

又 脉象颇平，舌苔渐化，病已减去六分，惟心包痰火未清，胃气未复，又不能在苏静养，计惟定方常服，附以加减进退之法，再将前制丸药，不时含化，可保无虞。

大生地五钱 粉丹皮一钱五分 朱拌茯神三钱 制半夏一钱五分 陈皮一钱 石菖蒲三分朱拌 生甘草五分 砂仁五分 焦术炭一钱 合欢皮五钱 金萱花五钱 连翘一钱，鸭血拌 飞金五张

加减进退法，倘有外感风寒，照方去生地、连翘壳加姜三片 枣二枚

风热加薄荷五分 桑叶一钱

风恼照方去焦术加青皮五分 老苏梗一钱

惊恐照方加龙骨二钱 陈胆星五分

劳瘁照方去生地加熟地四钱，砂仁炒松 西党参四钱

饮食饥饱伤照方加神曲二钱 焦谷芽二钱

❀【评议】 若用药轻重缓急失宜，易病情反复，

最宜效不更方，定方常服，丸剂缓调。附加减进退之法，以应时补虚纠偏，泻实防变。

问：此症颇类失荣，闻已药投百剂，攻补温凉，如水泼石。今独宣郁安神，病已减半，又预为进退加减，俾得安然办公，岂前此之药，均未中病耶？曰：病起七情，不比外感易治，此症似虚非虚，似实非实，补之则痰火愈结，攻之则气血益亏，用温恐虚火易升，用凉防胃阳更败，计惟宣郁安神，庶几无弊。遇此等症，不求有功，先求无过，无过则功自至矣。（《吴门治验录》）

● 【评议】 本案错综复杂，治疗几经周折，终获良效。最后医者设问答形式，阐明七情内伤之病，不比外感易治，指出宣郁安神是获效的要着，继则告诫"遇此等症，不求有功，先求无过，无过则功自至矣。"诚心得之语。若非久经临床的老手，实难有此见识。

🐚 肝风痰火案 🐚

徐

丧弟悲哀太过，肝阳升动无制。初起病发如狂，今则心跳少寐，头晕口干，略见咳嗽。拟安神养阴、清火降气为法。

石决明　丹皮　枣仁　茯神　川贝　北沙参　广
橘红　麦冬　元参　竹茹　枇杷叶（《王旭高临证
医案》）

❀【评议】　本案由悲哀太过所致，肾阴亏耗，水
不涵木，则肝阳上升引动肝风，兼夹痰火，丹皮、酸
枣仁、北沙参、麦冬、玄参滋阴柔肝，石决明、竹
茹、枇杷叶平肝清肺，一滋一清，相得益彰。

❀ 肝风血虚案 ❀

唐

肝风太旺，肝阴又虚。气旺则火动而风生，阴虚
则液亏而血弱。血弱则心跳，液亏则口干。火动故发
热，风生则头痛。拟佐金以平木，培土以息风，养血
以柔肝，益阴以退热。

归身　丹皮盐水炒　北沙参吴萸三分拌炒　枣仁　陈
皮　冬术土炒　刺蒺藜　稆豆皮　茯神　白芍　橘叶
(肝风痰火)（《王旭高临证医案》）

❀【评议】　刘河间《素问病机气宜保命集》云：
"凡病肝木风疾者，以热为本，以风为标，故火本不
燔，遇风冽而焰。肝本不甚热，因金衰而旺，肺金不
胜心火，木来侮金，故诸病作矣。"故治当佐金以平

木。又肝为刚脏，体阴而用阳，以血为体，以气为用。朱丹溪所言肝阴、肝血常不足，肝阳、肝气常有余，治疗上当顺其肝性，培土以息风。药以归身、丹皮、白芍、枣仁养血柔肝，北沙参益阴退热，刺蒺藜祛风理气，陈皮、冬术、橘叶、稆豆皮以健中培土。

🌸 心郁脾虚案 🌸

倪

据述有时惊悸，有时肌肉顽木，或一日溏泄数次，或数日一大便，坚干难出，惟小便常红。此心气郁结，脾气失运。失运则生湿，郁结则聚火。火则耗精，湿则阻气而气机不利矣。拟荆公妙香散加味，补益心脾、通达气机立法。

西洋参　黄芪　茯神　桔梗　远志　怀山药　麝香调服　辰砂　木香　川连盐水炒　炙甘草　麦冬元米炒

共为末，藿香、陈皮汤泛丸。每朝三钱，开水送下。（《王旭高临证医案》）

🌸【评议】　心气郁结，惊悸不宁。脾主肌肉、四肢，脾虚失其所养，故肌肉顽木。《黄帝内经》谓："中气不足，溲便为之变。"故大便一日溏泄数次，或数日一大便。脾不统血，血溢脉外，小便常红。方中黄芪、山药、茯苓、甘草培中健脾，麦冬、西洋参养阴清火，川连、木香合用，为香连丸之意，麝香一味更可斩关夺门，通行十二经脉，开窍醒神，舒畅气机。

少腹冲逆心悸案

绍兴邵

东方生风，风生木，木生肝。肝居人左，全赖血以濡之，又为刚藏根，凭水以涵之。肾水本亏于下，心血更耗于上。失养，惟横逆，有升无降，无怪乎其卧则血归于肝之候。魂不藏，气反逆，少腹一冲直至胸膈，心为之悸，身为之摇，风从内起。始而母病及子，继以子病及母。所谓"诸风掉眩，皆属于肝"，亦谓上升之气自肝而出，此等症是也。夫肝者将军之官，非气不和。下滋肾水，上清心火以养木，仍不出乎专理肝经例治。舍许学士真珠母一法，而谁请政？

石决明　熟地　茯苓　党参　枣仁　归身　沉香犀角　柏子仁　龙齿（《曹仁伯医案论》）

【评议】《辨证录》云："心欲交于肾，而肝通其气；肾欲交于心，而肝导其津，自然魂定而神安。"肝风、肾水、心火，三者互为影响。滋肾水、清心火以养木，善治肝者也。犀角《日华子本草》谓"止心烦，止惊，……镇肝明目"，为治肝要药，目前多以水牛角代替。

🌀 阳越失镇惊悸案 🌀

贡氏

惊悸恍惚，不饥不食不寐，脉虚促。病因怒恐而得，胆火上冒则头眩心仲，胸脘刺痛，气结，呵欠怯冷，倏①烦热多惊，皆阳越失镇，服药鲜效，总由治失其要。先镇浮阳，再议和阴。牡蛎、龙骨俱煅研二钱，磁石一钱，柏子仁、连翘心各五分，茯神、生枣仁各二钱，三服症象大减，改用羚羊角六分，嫩桑叶三钱，熟地黄、枣仁、茯神、白芍药各二钱，小麦一合，麦门冬、半夏各钱半，数服能寐思食矣。(《类证治裁》)

🌀【评议】　虽病由少阴、厥阴不足所致，然现以阳越失镇之象为甚，急则先治，龙骨、牡蛎、磁石重镇之品以安浮阳。至于生煅用之异，张锡纯论之已明："约皆生用，……恒用煅者，取其涩力稍胜。"

————

① 倏（shū）：原义为犬疾行。引申为疾速、忽然。

🌸 产后心虚善恐案 🌸

族女

产后心虚善恐，见闻错妄，此由肝胆怯也。用酸枣仁汤养阴血。枣仁、潞参、当归、茯神、熟地黄、远志、莲子、炙甘草。服稍定，时恍惚，不思食，去熟地黄，加竹茹、石菖蒲。服渐瘳。(《类证治裁》)

🌸【评议】 产后失血，阴血亏耗，心虚胆怯。《金匮要略·血痹虚劳病脉证并治》："虚烦虚劳不得眠，酸枣仁汤主之。"原方以酸枣仁(炒)为君，治肝血不足，阴虚内热，方中川芎辛散，可辅枣仁通肝调营，甘草甘缓，可防川芎之疏肝泄气。本案内热不甚，故易知母为熟地，但药后不思食，方知熟地滋腻碍胃，二诊去之，加竹茹、石菖蒲豁痰开窍以调神志。产后阴血不足常见，湿滞碍胃亦屡兼见。

🌸 血崩怔忡案 🌸

谢

思虑伤脾，郁怒伤肝，血崩之下，气营大虚，彻夜不寐，神不自持，触事惊疑，此乃怔忡疑虑之症，并非癫痫类也。脉症合参，脾脏气血大伤，脾为营之源，虽云心主生血，然血不自生，须得脾气运液，中焦取汁，变化而成，心虚而不知补脾，绝其生血之源矣。且大便亦溏，胆怯异常，显属不足之症，切勿执定痰火有余也。

大生地 炒白芍 炒枣仁 云苓 制冬术 广郁金 元眼肉 麦冬 莲肉 川贝

谢（又诊）

脉象细而带弦，微见虚数，血崩本属气虚下陷，血去阴液亦亏，心中悸惕，惊疑无主。寻源求本之计，宜补立中气为先，倘专清痰火，必有延成痼疾者也。

党参 制冬术 大麦冬 归身 黄芪 炙黑草 血余炭 白芍 云苓 枣仁 川贝母

加龙眼肉、大黑枣。

谢（又诊）

日来脉象颇形起色，元气渐振，故恐惧忧疑之象，已可支持，肝郁日畅，寡有恼怒，诚佳机也。心脾血液未充，尚须怡养为佳。

制洋参 云茯神 五味子 川贝 制冬术 左牡蛎 元眼肉 苡仁 枣仁 生甘草

加金橘饼、野蔷薇露，临卧服白金丸（三分）。

谢（又诊）

不寐阳升，脾气下陷，风阳游行无定，肾志少液，当引阳潜藏之法。

党参　大熟地　左牡蛎　白芍　黄芪　制附子
池菊瓣　枣仁　橘白　炙草　川石斛　元眼肉

加鸡子黄。

谢（又诊）

大便得实，肾液藏而脾气运矣。神情渐复，惟或感心事，肝阳犹易扰及包络，亦由心营血气未能充足耳。

党参　元参心　远志炭　炒枣仁　黄芪　川贝母
大熟地　柏子仁　山药　炙甘草　龙眼肉

谢（又诊）

行动步履有力，眠食亦均匀适中，中气虽复，血虚犹少营养。血不养肝，肝经郁火，欲达未达。现值暑令，当于补剂之中，参入清畅之品，秋凉肃降时，可冀无恙。仿许学士法加减。

大生地　党参　赤芍　川贝　乌犀尖　云苓　玳瑁　山药　麦冬　橘白

加囫囵鸡子黄，白荷花露。（《花韵楼医案》）

●【评议】　本案可圈者有四：一先与癫痫相辨；二证属心脾虚而非痰火有余；三病延日久，累及肾脏，与引阳潜藏之法；四正值暑令，兼入清疏之品。辨析清晰，施治井然，又嘱患者养心养力，顽疾得以向愈。

🌀 气郁过深假寒案 🌀

汤

郁火越冒，冲心为厥，厥后心悸不寐，惊恐疑惧，劫肺而为痰血，不时形凛轰热，经行如崩，月行一次，盛暑而厚衣，稀粥不敢下咽，以脉症参之，非真寒，实由疑虑过深所致也。金先生指为劳损不起之症，窃恐未确，当放胆啖饭，不必避风，以怡畅襟怀，佐以药力，可许向痊者。

乌犀尖　小川连　云苓　麦冬　大生地　广郁金
白芍　橘白　枣仁　川贝

加建莲子。

汤（又诊）

病人深信所嘱，肝胆舒畅，寒热未作，人咸异之，即俗名疑心病也。信能坚决，何疑之有？所谓智慧剑斩烦恼魔。须药饵外求之者，仍须清畅郁火，补养心脾，方无反复。

细生地　乌犀尖　小川连　麦冬　生於术　羚羊角　川贝母　枣仁　米仁　红枣

汤（又诊）

谷食如常，神情安适，心悸咳血皆止，鼻流腥水如注，此乃郁火从心包而畅于肺经也。养阴佐以清和肺肝。

制首乌　元参心　川贝母　白芍　羚羊角　蔓荆子　怀山药　生甘草　薄荷叶

汤（又诊）

鼻渊虽止，其郁火未净，心脾气血未复，诸恙和平，癸水尚易骖前①，仍从前法减轻为治。

细生地　羚羊角　川楝子　左牡蛎　生冬术　川贝母　元参心　大麦冬　云苓　小红枣（《花韵楼医案》）

【评议】　不为"盛暑厚衣"假象所惑，凭"鼻流腥水"断为郁火从心包而畅于肺经，见招拆招，不愧医坛高手。

痰火误补竟殁案

康康候司马令郎尔九，在玉环署中，患心忡自汗，气短面赤，霎时溲溺数十次，澄澈如水。医佥谓虚，补之日剧，乃来省就孟英诊焉。左寸关数，右弦滑，心下似阻。因作痰火阻气，心热移肺。治用蛤壳、黄

---

① 骖前：提前。骖（cān）：古代驾在车前两侧的轮子马。

连、枳实、楝实、旋覆、花粉、橘红、杏仁、百合、丝瓜络、冬瓜子、海蜇、荸荠、竹茹、竹沥、梨汁等，出入为方，服之良愈。而司马为职守所羁，尝患恙，函请孟英诊视者再四，竟不克①往，继闻司马于冬仲竟卒于瓯，乃知病而得遇良手，原非偶然。前岁遇而今岁不能致，岂非命也耶！(《王氏医案续编》)

◉【评议】 王孟英的用药特点，曹炳章评价说："轼方用药，无论用补用泻，皆不离运枢机，通经络，能以轻药愈重证，为自古名家所未达者。"本案可见一斑。

🏵 屡补屡误案 🏵

王雪山令媳患心悸眩晕，广服补剂，初若甚效，继乃日剧，时时出汗，肢冷息微，气逆欲脱，灌以参汤，稍有把握，延逾半载，大费不赀②。庄芝阶舍人令延孟英诊视。脉沉弦且滑，舌绛而有黄腻之苔，口苦溲热，汛事仍行。病属痰热轇轕③，误补则气机壅塞。与大剂清热涤痰药，吞当归龙荟丸，服之渐以向

---

① 克：能够。
② 赀（zǐ）：计量。
③ 轇轕（jiāo gé）：纵横交错。

安。痰热体实者，此丸颇有殊功。仲夏即受孕，次年二月诞一子。惜其娠后停药，去疾未尽，娩后复患悸晕不眠，气短不饥，或作产后血虚治不效，仍请孟英视之。脉极滑数，曰：病根未刈①也。与蠲痰清气法果应。（《王氏医案续编》）

❀【评议】 虚实之辨，言之似易，行之实艰，且喜补者众，非经验老到者，难以臻此。

❀ 阴虚阳越心悸案 ❀

太仓陆竹琴令正②，陡患心悸，肢冷如冰，其子皇皇③，浼④吴江程勉耘恳援于孟英。察其脉，浮弦而数，视其舌尖赤无苔，乃阴虚阳越，煎厥根萌。予元参、二至、三甲、龙齿、石英、生地、牛膝、茯神、莲子心而愈。（《王氏医案续编》）

❀【评议】《素问·生气通天论》："阳气者，烦劳则张，精绝，辟积於夏，使人煎厥。"阳气过亢，耗伤阴精，煎熬津液，治阴为要。三甲、二至、生地、玄参滋阴复脉以固本，龙齿、石英重镇浮阳，牛膝引

---

① 刈（yì）：割草或谷类，引申为去除。
② 令正：旧时以嫡妻为正室，"令正"为尊称对方的嫡妻。
③ 皇皇：惊恐不安的样子。皇：通"惶"。
④ 浼（měi）：恳托。

火下行，镇阳、引火、固本，三管齐下，阴阳调和，
稍佐茯神、莲子宁心而愈。

🕱 惊则气乱治肝得愈案 🕱

一圊人，诣孟英泣请救命，诘其所以，云：家
住清泰门内马婆巷，因本年二月十五日卯刻，雷从
地奋，火药局适当其冲，墙垣庙宇，一震泯然，虽
不伤人，而附近民房，撼摇如簸。其时，妻住睡中
惊醒，即觉气不舒畅，半载以来，渐至食减形消，
神疲汛①少，惟卧则其病如失，药治罔效，或疑邪祟
所凭，祈禳厌镇，亦属无灵，敢乞手援，幸无却焉。
孟英许之，往见妇卧于榻，神色言动，固若无恙。诊
毕，病人云：君欲睹我之疾也。坐而起，果即面赤如
火，气息如奔，似不能接续者，苟登圊②溲便，必贲③
逆欲死。前所服药，破气行血，和肝补肺，运脾纳
肾，清火安神，诸法具备，辄如水投石。孟英仿喻氏
治厥巅疾之法用药：旋覆花　代赭石　龙胆草　黄连
龙骨　牡蛎　五味子　乌梅　木瓜　法夏　蒺藜　猪

---

① 汛：指月经。
② 圊（qīng）：厕所。
③ 贲（bēn）：通"奔"，急走。这里指气上冲。

62

胆汁（补缺），一剂知，旬余愈。眉批：仍是治肝之法。（《王氏医案续编》）

❀【评议】　此治肝之法也，重镇平肝、苦寒清肝、酸甘柔肝。

❀ 失惊不寐不便案 ❀

杨某方作事，不知背后有人潜立，回顾失惊，遂不言不食，不寐不便，别无他苦。孟英按脉沉弦，以石菖蒲、远志、琥珀、胆星、旋、贝、竹黄、杏仁、省头草、羚羊角为剂，化服苏合香丸。二帖大解①行而啜粥，夜得寐而能言。复与调气宁神蠲饮药，数日霍然。（《王氏医案续编》）

❀【评议】　惊恐伤肾，本属虚证，何来痰热之邪？肾司二便，大便不通，腑气内结，痰热自生。药用如此，实为调胃气尔。胆星、竹黄、羚羊角寒下痰热；石菖蒲、远志、琥珀、旋、贝、杏仁，降气宁心化痰；苏合香丸，芳香顺气开。石念祖《王氏医案绎注》补调气宁神蠲饮方如下：鲜枇叶刷包三钱、旋覆花绢包三钱、胆汁炒枣仁一钱五分、酒炒川连八分、石菖蒲一钱、赖氏橘红一钱、川贝母杵一两、生冬瓜

---

① 大解：指大便。

子四钱。

🎕 阳升气逆心悸案 🎕

　　孟英治其令弟季杰之箑室①，因夜间未寐，侵晨饮酒解寒，适见人争谇②，即觉心跳欲吐，家人疑其醉也，而欲吐不出，气即逆奔如喘，且肢麻手握，语言难出。又疑为急痧而欲刺之，孟英闻而视之，脉象弦驶。曰：夜坐阳升，饮醇则肝阳益浮，见人争谇，是惊则气更上逆，不可刺也。灌以苏合香丸一颗，下咽即瘥。（《王氏医案续编》）

　　🎕【评议】　饮酒不当，肝阳益亢，惊则气乱，逆奔如喘，心悸欲吐，宜平肝降气，兼化酒湿。苏合香丸，芳香开窍，虽可醒神，缓解一时气逆，乃缓急之举，平肝、降气、化酒湿，方为治本之法。苏合香丸芳香走窜，有助气逆之弊。

🎕 似中非中心悸案 🎕

　　杭城温元帅，例于五月十六日出巡遣疫。有魏氏

―――――――――
①　箑（zào）室：古代对妾的称呼。箑，副的，附属的。
②　谇（suì岁）：责骂。

女者，家住横河桥之北，会过其门，将及天晓，适有带发头陀，由门前趋过，瞥见之大为惊骇，注目视之，知为僧也，遂亦释然。而次日即不知饥，眩晕便秘。医谓神虚，投补数帖，反致时欲昏厥。不问何证，概投温补，何其愚耶？更医作中风治，势益甚。旬日后，孟英持其脉弦伏而滑，胸腹无胀闷之苦，旬余不更衣，是惊则气乱，挟痰逆升，正仲圣所谓诸厥应下者，应下其痰与气也。以旋、赭、栀、连、雪羹、楝、贝、金箔、竹沥、藕汁为方，并以铁器烧红淬醋，令吸其气。二剂厥止，旬日而瘳。（《王氏医案续编》）

● 【评议】　本例由惊骇而得病。厥者当辨寒热虚实，不可一概而论。从标本论，有在肾、在肝之别。从病因论，首当下焦之肾。是故"诸四逆厥者，不可下之"，以补为治；眩晕便秘，误用温补，"厥应下之"，以通为用。二消痰气，厥止病愈。铁器烧红淬醋令吸其气之法，古时常用于妇人血崩晕厥之抢救。方中金箔功擅镇惊定悸。

卒惊吓致风阳陡动案

王瘦石禀属阴亏，卒闻惊吓之声，而气逆肢冷，自汗息微，速孟英视之。身面皆青绿之色，脉沉弦而细，乃素伤忧虑，而风阳陡动也。与牡蛎四两，鳖甲二两，蛤壳一两，石英五钱，龙齿、小麦、辰砂、麦冬、茯神、贝母、竹茹为方，一剂知，二剂已，续以滋养而瘳。(《王氏医案续编》)

❀【评议】 方中龙齿、小麦、辰砂、茯神之类，均有镇心安神作用，结合其病因，患者当有惊悸之症候。

❀ 疟疾怔忡案 ❀

仲夏疟疾，近复发热，心忡鸣，不食，左脉细涩难寻。此气血两衰，高年之重症也。

生地　苡仁　茯神　麦冬　丹皮　杜仲　小草橘红　北沙参 (《沈俞医案合钞》)

❀【评议】 仲夏疟疾，瘥后复热，且见心忡，显系疟邪未净，气血两衰所致。方以益气养阴，宁心安神为主，乃治本之法。鄙意当加青蒿等截疟之药，似更周匝。

❀ 胆经郁热惊悸案 ❀

先天真阴不足，水亏则火易上炎，加以肝阳升逆，背心烘热，倏作倏止，常时干呕，痰带微血，此皆童弱之基。脉象左手弦劲。且与清肝，勿据用滋腻药。寐中惊惕出汗亦属肝病，宜温胆汤加减。

茯神　半夏　麦冬　石决明　冬瓜子　小草　白芍　杜仲　竹茹八分（《沈俞医案合钞》）

🔴【评议】　夫胆，心之母也。温胆汤者，化痰利胆，治胆府以清肝。小草，远志苗之别称，《博物志》卷七："远志苗曰小草，根曰远志。"《名医别录》："主益精，补阴气，止虚损、梦泄"，功擅补虚，补而不腻。

🔴心肝火旺心悸案🔴

左寸关洪大，心肝之火上燔也。火动风生，心包澹澹大动，怵惕不宁。法宜重以镇之，寒以折之。

生地　丹参　茯神　远志肉　柏子仁　枣仁　龙齿　麦冬　辰砂　半夏曲　川连　归身

神曲三两打浆糊丸，金箔为衣。（《沈俞医案合钞》）

🔴【评议】　心肝火炎，火动风生，龙齿、辰砂、金箔重镇之品以治标。虽言寒以折之，实未见大剂苦寒之药，仅川连一味而已。苦寒败胃，生化乏源，难治心虚之本。《古今医统大全》养心汤，药用归身、生地、熟地、茯神、人参、麦冬、酸枣仁、柏子仁、五味子、炙甘草，可治心虚惊悸之根本。本案少量重镇苦寒以治标，加减养心汤以治本。

痰火上冒惊悸案

惊悸恐怕，心肾两虚也。自述火升背热，头重带摇，此痰火上冒清阳之位，恐延癫痫痼疾，不可遽补，且进清理为妥。

生地　小川连　钩钩　青黛一钱　连翘　橘红　丹皮　胆星　甘草　辰砂（《沈俞医案合钞》）

●【评议】　痰湿内蕴，郁而化火，虽心肾两虚，不可骤补。此标本缓急之治法也。

痰滞胆经心悸案

嘈杂心悸，见人则畏，夜梦纷纷，皆心神受病。脉沉弦，兼痰滞胆经也。

茯神　法夏　龙骨　远志　柏子仁　枣仁　石菖蒲　丹金器一件同煎。（《沈俞医案合钞》）

●【评议】　"胆者，奇恒之府"，内藏精汁，与肝互为表里。"凡十一脏取决于胆也",心神受累,痰滞胆经,石菖蒲、茯神、法夏化痰利胆宁心,远志、柏子仁、枣仁补虚养心,丹金器同煎取其补心安神之功效。《本草经疏》:"《太清法》云,金性本刚,服之伤肌损骨。惟作箔入药,可为镇心安神之用。"

肝热心悸案

寐中惊跳,肝有热而魂不安藏也。从前目睛忽陷,亦由肝窍在目,肝系了戾,筋脉为之挛钓耳,今病与昔病其因却相同。

元生地　龙骨_{火煅醋淬,钱半}　茯神　远志　柏子仁　虎睛_{乳搽炙熟,一个}　枣仁　归身　加金箔_{三张}搅匀服。(《沈俞医案合钞》)

【评议】 肝主疏泄,体阴用阳,肝虽有热,不可过分苦寒,唯滋阴养血、柔肝安神方为合拍。方中虎睛,乃猫科动物虎的眼睛,主治惊悸、癫痫。此药难办、不准办,早已禁用。

心肾两虚痰涎蕴胆案

神气模糊,夜不能寐,心忡,腰痛,舌苔黄垢,脉象左弦细右滑大。此心肾两虚，痰涎沃胆之候，宜先清后补。

陈胆星　茯神　远志　半夏　丹参　杜仲　海浮石　橘红　加姜皮

又，先服暂服方：

茯神　法半夏　熟石膏　白福花　枳实　橘红石菖蒲　甘草

又，心忡稍缓，心膈仍热，脊腰时痛，夜寐未安，脉之滑大虽减，犹带数象。此水衰不能制火，肝胆厥阳上冒，宜去痰药，佐以潜降品。

虎膝骨　牡蛎　元生地　茯神　川石斛　杜仲淮牛膝　小叶沉香汁二分

又，《经》云肾开窍于二阴，从二便不爽，必努挣而出，及脊腰下部作痛。原有肾亏，无以上交于心，致忡悸恍惚，夜不安卧，自用潜阳方法，颇有功验，但纳谷难化，腹胀肢浮，此固中气馁乏，亦缘肾不纳气，则气填于上中二焦。盖肾为胃关也，足膝麻冷其明征矣。所嫌左寸关浮滑大，兼之精滑舌苔，难投温药导阳耳。

虎膝骨　牡蛎　元生地　茯神　杜仲　芡实　川石斛　湘莲　小叶沉香汁（《沈俞医案合钞》）

●【评议】　虚实夹杂，去实方可补虚。先清后补，

一、二两诊，皆从化痰祛湿理气立法。三诊去治痰之药，加滋阴补肾潜降之品。《黄帝内经》云"肾开窍于二阴"，知肾为胃关也，治宜固中气，纳肾气，温药导阳，引火归原。但该患者左寸关浮滑大，兼之滑舌苔，方知不可，治宜健脾补肾佐以小叶沉香汁纳气归元。

🌸 阴不潜阳怔忡案 🌸

阴亏于下，火升于上，水不济火，阴不潜阳，怔忡，消谷善饥，惊悸，神烦少寐，眩晕时作。虚火间起，甚则心震、面热、目花、耳鸣，常服壮水潜阳之剂无效，当以介属潜阳为主。爰以《医话》介潜汤，服三十剂再议。

玄武板　九肋鳖甲　左顾牡蛎　白螺壳　九孔石决明　蛤蜊壳　蚌珠（《问斋医案》）

🌸【评议】潜阳用介类临床常见，而全方皆用介属，实属罕见。

🌸 宗气上浮心悸案 🌸

《经》以胃之大络，名曰虚里，出于左乳下，其

动应衣，脉宗气也。动甚则为怔忡，令人惶惕不安，
凄怆不乐，甚至心烦虑乱，不知所从，无故多思，寐
不成寐。良由心劳肾损，有动乎中，宗气上浮，憾于
胸臆。伐下者，必枯其上。滋苗者，必灌其根。上不
安者，必由于下。心气虚者，必因于精。精也者，纯
一无二之谓也。至圣随遇而安，大贤浩然之气，《内
经》恬惔虚无，南华自适其适，皆专精之道，有一于
此，病安从来。昔韩魏公病心疾，怔忡、惊悸、健
忘、寤寐恍惚，异状无不有，心药无不服，未能收
效。后服十四友丸，徐徐而愈。今宗其法，略为增损
主之。

　　大熟地　人参　白茯神　绵黄芪　当归身　柏子
仁　酸枣仁　远志肉　五味子　大麦冬　紫石英　龙
齿　灵犀角　羚羊角

　　水叠丸，早晚各服三钱，滚水下。（《问斋医案》）

　❀【评议】　十四友丸出《太平惠民和剂局方》卷
五，原方熟地黄、白茯苓、白茯神、人参、黄芪、酸
枣仁、柏子仁、阿胶（蛤粉炒）补气血，养心神；紫
石英、肉桂、当归、远志、辰砂、龙齿安神定志。本
案去阿胶、肉桂之温热，加犀角、羚羊角凉血清心安
神。然养心之法更为至要。

阴虚夹痰心悸案

阴亏有火、有痰，怔忡、惊悸，如丧神守。

大生地　大麦冬　川黄连　元参　远志肉　白知母　制半夏　制南星　犀角片　羚羊片　淡竹沥（《问斋医案》）

❀【评议】　阴亏有火、有痰，论之简明。大生地、大麦冬、元参滋阴为本，川黄连、白知母、犀角片、羚羊片清火，远志肉、制半夏、制南星、淡竹沥治痰，三管齐下，心悸可望自宁。

心肾两伤案

惊恐伤于心肾。肾藏精，恐则精却。心藏神，惊则神乱。心胸震动，莫能自主。

大熟地　人参　白茯神　酸枣仁　犀角片　羚羊片　琥珀　象牙　龙齿　雷震木　猪心血　透明朱砂（《问斋医案》）

❀【评议】　心肾两虚，理应心肾双补，大熟地、人参、白茯神、酸枣仁、琥珀、龙齿正中病机，犀角片、羚羊片，清心火以安心神。

水火不济案

怔忡、惊悸、汗眩、饥嘈、不寐，乃一体之症。直以肾水不能承制心火，火极似水则善惊，反兼肾水之恐。肾虚求食，非消中可比。心液泄而为汗，与阳虚有间。上虚则眩，阴亏不寐。法当壮水之主，以镇阳光。

大生地　建泽泻　粉丹皮　怀山药　玄武板　赤茯苓　犀角片　川黄连　白知母　川黄柏（《问斋医案》）

【评议】 六味地黄丸，三补三泻，《雷公炮炙论》谓山萸萸壮元气，秘精，恐助命门火炽，故去之。犀角片、黄连清心火，知母、川黄柏泻相火；玄武板即龟板，滋阴潜阳。

阴不潜阳心悸案

阴亏于下，火升于上，水不济火，阴不潜阳。心下怔忡，身脉皆动，脉来软数少神。固肾清心为主。

大生地　云茯神　当归身　柏子仁　酸枣仁　大麦冬　东洋参　五味子　川黄连　紫石英（《问斋医案》）

＊

【评议】 脉来软数少神，虚也。柏子仁、酸枣仁、五味子酸涩固肾，补其虚；川黄连以清火。紫石英，主治心悸，《名医别录》谓其"补心气不足，定惊悸，安魂魄"。

阳虚心悸案

怔忡、惊悸，固属阴亏。然亦有阳虚之症。譬如夜行心胆自怯，日中则无恐惧，服补阴诸法无效，当以益火之源，以消阴翳为主。

大熟地　抱木茯神　怀山药　山萸肉　当归身　上肉桂　制附子　人参　鹿茸（《问斋医案》）

【评议】 "服补阴诸法无效，当以益火之源，以消阴翳为主"，为临证忠告。

虚里穴动案

舌有黑斑，中有红槽，忧心忡忡，虚里穴动。

大生地　粉丹皮　赤茯苓　川黄连　黄芩　川黄柏　酸枣仁　柏子仁　紫石英（《问斋医案》）

【评议】 色黑属肾，红主热，虚里穴动为心虚不能纳气之征，本案属阴液不足、心肾火旺。故选大生地、紫石英滋阴补肾，纳气归元，粉丹皮、川黄连、黄芩、川黄柏泻心、肾之火，酸枣仁、柏子仁、赤茯苓补虚宁心，则怔忡止。

🎀 虚实夹杂怔忡案 🎀

虚里穴动为怔忡，动处为痰饮所阻，则脉动而中止，非代脉可比。足跟作痛属肾虚，腰痛亦肾虚，兼湿热不化。惊悸眩晕，气血俱虚。有火，有痰，小便澄如膏糊，阴消于下。良由过劳神思，暗耗肾阴，水不济火，又不涵木，土为木克，饮聚痰生。岂旦夕之故，所从来远矣。难期速效，当以缓图。

大生地　白茯神　东洋参　绵黄芪　当归身　酸枣仁　柏子仁　紫石英　制半夏

水叠丸，早晚各服三钱。（《问斋医案》）

🎀【评议】　虚实夹杂，难以周全，尤需分清主次，唯取要者治之，扶正即是祛邪。速补唯恐留邪，当以缓图，正气复，邪自去。

🎀 舌苔不退似积食案 🎀

宗气上浮，虚里穴动，怔忡不安，怆然不乐。脾闭则舌苔不退，非积食可比。消谷善饥，阳明腑火有余。内热燔蒸，少阴脏水不足。形反充盈，精华外露，中干之象。脉来弦数少神，专补肾阴为主。

大熟地　玄武板　川黄柏　白知母　赤茯苓　九肋鳖甲　怀山药　山萸肉（《问斋医案》）

【评议】 舌苔不退，似属食积，而本案为阳明胃火、肾阴不足所致，当明辨之。

脾肾双补防复案

肝木犯中，幻生痰饮，横扰胃之大络，致有怔忡之患，甚则惊悸莫能自主。服培养心脾、条达肝木等剂，诸恙虽痊，形神未振。今远涉江汉，志意多违，饮食起居异乎故土。防微杜渐，恐有来复之虞。安不忘危，必以寡欲澄心为主。水为物源，土为物母，水土平调，则木无犯中之弊。拟《医话》脾肾双补丸主之。大熟地　粉丹皮　福泽泻　怀山药　山萸肉　赤茯苓　人参　绵黄芪　冬白术　炙甘草　当归身　酸枣仁　远志肉　广木香

龙眼肉煎水叠丸，早晚各服三钱，滚水下。（《问斋医案》）

【评议】 久病初愈，又远涉江汉，水土难以骤

服，瘥后防复，予六味、归脾合方，脾肾双补，堪称治未病之范例。

💮 水火不济宜专补肾案 💮

阴消于下，火炎于上，水不济火，阴不胜阳，缘昔年过服克伐之剂，心肾受戕，乃见怔忡、惊悸等症。自服养心之剂是理，然治上当求其下，滋苗必灌其根，不必治心，宜专补肾：

大熟地　怀山药　山萸肉　牡丹皮　赤茯苓　建泽泻　枸杞子　菟丝子　玄武板　人参　鹿茸　紫石英

水叠丸，早晚各服三钱。（《问斋医案》）

💮【评议】　前贤有云："心本于肾"。本案怔忡、惊悸虽属心火过旺，然其根在肾，滋苗灌根，专事补肾，为治病求本之范例。

💮 阳亢阴亏心悸案 💮

阳亢阴亏，心震面热，莫能自主。

大生地　川黄连　当归身　川黄柏　黄芩　朱砂染麦冬　元参　远志肉（《问斋医案》）

● 【评议】 标本同治,专病专药,本例可作为阴亏阳亢型心悸的基本方。

🐝 冲气不和心悸案 🐝

因惊恐致病,主于肝胆。因病致生惊恐,属乎心肾。心为君主之官,垂拱无为,相火代心行事。肾为作强之官,技巧出焉。盖人之动作云为皆赖肾中相火。症本忧思抑郁,致火不宣扬,不能生土,土不胜湿,幻生痰饮,痰随气行,无处不到。下关于肾,肾志为恐,而蔽障于痰则惊。譬如水滴火中,则烟焰勃然而起。故气自脐下上腾,震动惶惧,莫能自主,旋觉攻冲,两臂酸痿不收,逾时而已。横走于肝,肝主谋虑。胆附于肝,胆主决断,为痰所扰则怯。诸恙虽见于当前,而致病之由已萌于在昔。人年至半百而衰,必少壮有恃强之弊,非一朝一夕之故,所从来渐矣。亦当以渐治之。大法补肝肾,运中枢,以杜生痰之源;省思虑,一精神,以养冲和之气。愚见如是,明哲正之。

大熟地　怀山药　山萸肉　赤茯苓　当归身　人参　冬白术　炙甘草　制半夏　陈橘皮　酸枣仁　远志肉

水叠丸，早晚各服三钱。(《问斋医案》)

⚫【评议】 本案析病因如剥竹笋，层层深入；论治法似布阵运兵，周密细详，又嘱"省思虑、一精神"，更是老医心语，可法可传。

🎏 痢后误补致心悸案 🎏

梅溪蒋君宝斋令堂，自上年夏秋间患痢之后，神疲少寐，不能起床，医谓其虚，率投补药，驯至惊疑善悸，烦躁谵言，胁痛巅疼，耳鸣咽痛，凛寒暮热，大汗如淋，晕厥时形，愈补愈殆。李君苍雨，邀余诊之，脉弦滑而数，白睛微红，而眼眶如墨，舌绛无苔。因问胸闷乎？曰闷甚。便秘乎？曰秘甚。溺热乎？曰热甚。岂非气郁而痰凝，痰阻而气痹，肺胃无以肃降，肝胆并力上升，浊不下行，风自火出？虽年逾五旬，阴血不足，而上中窒塞，首要通阳。为处小陷胸加菖、薤、旋、茹、苓、枳、郁李仁。群医谓是猛剂，无不咋舌。宝斋云：镇补滋敛，业已备尝，不但无功，病反日剧，且服之。果一剂知，三剂安。已而余有会垣①之游，前医谓病既去，复进守补月余，仍便秘不眠，胸痞躁乱，加以发斑腹痛，人皆危之。

---

① 会垣：省城都市。

时余在禾中，函乞往视。仍用前法加减，合雪羹投数剂，连得大解，率皆坚燥，改与柔养，更衣渐畅，粥食渐增，以潜镇舒养之剂善其后。(《归砚录》)

❀【评议】 病者喜补，医者亦喜补，然虚实不辨，祸莫大焉，可不慎乎！方中雪羹，由海蜇、荸荠组成，功能清热化痰，消积润肠，是王孟英善用的食疗方。

❀ 心火妄动案 ❀

某

心体不足，心用有余，肝为心母，操用神机，肝木与心火相为煽动，肝阳浮越不潜，彻夜不寐，心悸怔忡，有不能支持之候，脉弦滑数，左寸关长直，治宜清心和胃，佐以平肝。

紫丹参_{猪心血拌炒} 广陈皮 朱茯神 川郁金 卷心竹叶 元参 宋半夏 苍龙齿 石菖蒲 猪胆汁炒枣仁 石决明 玳瑁边_{如无以元武板} 鲜竹茹 (《凌临灵方》)

❀【评议】 心火妄动，肝火相随，且日久热郁耗津，必酿痰湿。本案清心火为主，佐以清肝胃之热，化内蕴之痰湿，未有不见效者。

🌸 水不涵木治验案 🌸

　　肝者将军之官，其体阴，其用阳，故为刚脏。水不滋木，肝阳上升，头眩心悸，有时怔忡，实为肝病。宜滋肾柔肝、息风化痰之治。

　　炙生地　青龙齿　制半夏　杭菊花　嫩桑枝　柏子仁　大丹参　杭白芍　石决明　红枣　潼蒺藜　白蒺藜　当归身　云伏神　陈橘红　金橘饼（《费伯雄医案》）

　　◉【评议】　滋肾柔肝、息风化痰，标本兼治。陈橘红、金橘饼，条畅气机又不伐肝气。

🌸 内风扇动心悸案 🌸

　　久患休息，复兼咳血，二端俱愈，惟是内风扇动，以致心悸头晕，右脉弦数。宜黑归脾通补，徐徐安痊。

　　制於术　煨木香　茯神　炒白芍　炙甘草　炒阿胶　远志肉　枣仁　炒丹皮（《何澹庵医案》）

　　◉【评议】　黑归脾汤方出《银海指南》，滋阴养血，助脾统血，又能柔肝息风。如再加镇潜息风之品，效当更佳。

厥阴化风心悸案

厥阴化风，神不守舍，屡汗，火升，心悸不寐，以安魄苦泄治。

川连　归身　茯神　石决明　黑山栀　半夏　麦冬　枣仁　白蒺藜　橘叶（《何澹庵医案》）

※【评议】　厥阴化风火升，当以苦泄，但火升终因阴亏，不可过于苦寒，必佐养阴柔肝。

心、肝、肾三脏并调案

水亏肝风内动，以致虚里穴跳动，以交心肾，和肝调治。

熟首乌三钱　川石斛三钱　茯神二钱　黑山栀一钱五分　牡蛎四钱煅　大麦冬二钱　炒白芍一钱五分　枣仁三钱　新会一钱　湘莲七粒（《何澹庵医案》）

※【评议】　肝风动、心火亢，终由肾水亏所致，心、肝、肾三脏并调。

蓄血妄行络虚案

蓄血妄行，络虚心悸，幸不咳呛，当以黑归脾调理。

真西党　麦冬　茯神　牛膝炭　橘红　炒熟地 远志　枣仁　炒白芍　桑叶（《何澹庵医案》）

⚫【评议】　黑归脾者，补脾养心统血之良方。

❋ 三经郁热心悸案 ❋

成都游玉田，煮酒为业，白手起家，因军务初兴 时避兵严谷，适土匪滋扰，四处焚掠，玉田藏匿石 洞，惊恐成疾，心中时常跳动，兼之子又夭亡，倍加 抑郁，医治不愈，日近垂危，已经绝粒，赶制衣衾。 其戚雷友仁浼余往诊，一决生死。诊其脉，右手三 部沉疾有力。胃气尚在，何至于死。不过忧抑太 甚，积而为热，热气上冲于心，是以心常跳动，火 上则加重，火下则稍轻。肝胃为心血之子，饮食不 进者，母伤而累及于子也。但玉田素性执拗，自以 为知医，药与其意不合，即弃而弗食。余议及病 源，竟似首肯。向当于绵竹用新鲜柏子，治愈高国 廷，遂不劳思索，方用首乌一两以滋阴降火；怀药 四钱以养脾阴；白术六钱以助胃阳；生地四钱、黄 连一钱以清心而退热；炙草三钱以保胃而和中。仍 用柏子四十九粒，炒香加入，以解郁而除心跳。另用鲜藕七寸，捣破同煎，以通达上下之气，使其连贯接续。数剂而即未矣。嗣用八珍汤加龟鹿胶为丸，遂平复如故。按新鲜柏子，解心肝肾三经郁热，余屡试屡验，惜本草未经分疏，世医以其物贱，迳之弗用，诚可惜也。（《医案类录》）

⚫【评议】 心、肝、肾三经郁热，新鲜柏子有奇效，发前人所未发。郁热去，方可八珍汤加龟鹿胶为丸补益以复其本。

🕮 心失血涵案 🕮

陈香波内，辛巳七月初三，蓬莱镇。病后值经转，心失血涵，其液外走，闻声则惊，惊则汗出如浴，心悸神倦，心脉极微，舌上少液。拟甘缓敛液为治，深虑虚脱。

淮小麦三钱 红枣核五枚 水炙草三分 宋半夏一钱 朱茯神三钱 夜交藤三钱 老莲子五钱，带心 柏子仁一钱半 糯稻叶三钱，鲜 川石斛三钱 桑叶一钱半

汗止。加西洋参一钱、归身炭一钱半，去桑叶。（《慎五堂治验录》）

⚫【评议】 津随血脱，营卫不和，惊则气乱，汗出如浴，心气益虚。《金匮要略》甘麦大枣汤，养心

安神，和中缓急。更加朱茯神、夜交藤、老莲子、柏子仁皆养血宁心之品。

❧ 心悸膏方案 ❧

童翼臣姨丈膏方，庚辰十一月二十日定。易伤风邪，耳鸣，心用过度则悸，是肺金相傅不足也。

黄芪五两　防风一两　西洋参三两　於术一两　百合三两　茯神三两　北沙参三两　丹参一两半　杞子一两半,青盐拌　菊花四两　柏子仁三两　黑豆衣三两　白芍一两半　桑枝四两　桑叶三两　川楝子一两

雨水浸药一昼夜，桑柴文火熬浓，去渣，用饴糖三两。早晚米饮调服三匙。（《慎五堂治验录》）

❀【评议】　冬令膏方，肺肾双补，选药平和，气机灵动，舍阿胶、龟甲胶不用，独取饴糖收膏，其味甘甜，益胃健脾，养血补液，素膏范例。

❧ 心悸伴肛疡未敛案 ❧

陆锡，壬午七月，横沥桥。育阴和阳，血止咳减，饮食渐加，惟心悸头眩耳鸣，肛疡未敛，乃营阴不足耳。拟王宇泰法治之，难免劳怯，奈何？

枣仁_{一钱半}　生牡蛎_{五钱}　谷芽_{一两}　南沙参_{三钱}
莲子_{一两}　地骨皮_{二钱半}　竹茹_{三钱}　夜交藤_{三钱}　茯神_{三钱}　桑白皮_{一钱半}　冬瓜子_{四钱}

屡进王氏法，咳嗽大减，心悸稍定，乃佳兆也。再拟原方参两仪法，去竹茹，加洋参、直地。(《慎五堂治验录》)

❋【评议】　两仪膏源自《景岳全书》，人参、熟地，阴阳双补，人参易洋参，更擅清补。

❋ 血闭阴经心悸案 ❋

陆星农孙女。武叔卿曰：血闭于阴经，营卫行之不通则发热。脉始由足少阴肾，生于足阳明胃，主于手少阴心。少阴之气不与阳明交合，阳明之气不与少阴相合，上下不交，血液不生，经脉不通，是以心悸脉代，经来身热，治以炙甘草汤。(《慎五堂治验录》)

❋【评议】　炙甘草汤乃《伤寒论》治心动悸、脉结代之名方，又名复脉汤。重用炙甘草甘温益气，通经脉，合人参、大枣益气补脾养心，生地、麦冬、麻仁、阿胶，为滋阴养血、生血通脉之良方。

🦋 正虚痰凑心悸案 🦋

荣桂生室。患肢节及心惊惕不安，间日一发，无定期，自汗目闭，神识无主，是正虚痰凑也。

杞子　柏仁　枣仁　天麻　龙齿　益智仁　半夏　秫米　合欢　萱花　牡蛎　淮小麦　甘草　远志　莲子　红枣　惜字炉中灰（《慎五堂治验录》）

🦋【评议】　正虚痰凑，补虚为本，治痰为标。杞子、柏仁、枣仁、益智仁、秫米、淮小麦、莲子、红枣，药食同源，清养为要，不可峻补。峻补碍气生痰，非合欢、萱花灵动之品醒脾可防之，半夏、远志宁心化痰以治之。惜字炉，文人墨客烧毁文字之处也。其灰，得火之性，化柔为刚，味兼辛苦，扶阳退阴散结除邪，功似伏龙肝。

🦋 因惊致悸案 🦋

杨宗宝，七月，西石牌泾。因惊而致心悸，甚至呕吐痰涎，肢痉不寐，稍遇逆境其症愈剧，脉细兼滑，心胆不足，邪附为患。先予清镇化痰，后用丸药善后，俾不成痫症为吉。

竹沥制半夏二钱　青龙齿三钱　嫩甘草四分　云南

白茯神_{三钱} 广郁金_{一钱半} 飞辰砂_{五分} 生左顾牡蛎_{五钱} 淮小麦_{三钱} 天竺黄_{一钱} 红枣核_{五枚}（《慎五堂治验录》）

🔘【评议】 半夏有毒，炮制有六。单用白矾，解其毒，降其燥，曰清半夏，或再加青盐水共制，成青盐半夏，强于清热化痰；或再加鲜竹沥共制，曰竹沥制半夏，功擅清热化痰止咳；或再加生姜、朴硝、甘草、皂角浸泡，甘草、青盐、党参、川贝等加工，曰苏半夏，强于降气化痰平喘。白矾、甘草、石灰制者，曰法半夏，强化痰，燥性缓；鲜姜、白矾同制者，曰姜半夏，性偏温燥。竹沥制半夏配天竺黄者，清热化痰力甚，尤适本案。

🌿 素体心怯感疾加重案 🌿

素体心怯，近得感疾，凡遇声响人众则惕然而惊，心生疑惧，不知所从，饮食渐减，四肢痿软，投剂似合病机，依原进步可也。

制半夏_{三钱} 花龙骨_{三钱} 紫石英_{三钱} 桃符_{二枚} 北秫米_{三钱} 生牡蛎_{五钱} 生香附_{一钱半} 历日_{一本，烧灰包煎} 炒枣仁_{三钱} 白雷丸_{七分} 云茯神_{三钱}（《慎五堂治验录》）

● 【评议】 桃符、历书入药，今不宜效仿。

❀ 气血不调心悸案 ❀

《经》谓夏刺经脉，血气乃竭，令人懈惰①。寒不甚，热不甚，恶见人，见人心惕惕。此刺伤经脉，血气交亏，内外失守，神不归舍，筋骨懈怠，魂魄不安而为懈惰。今因惊恐而得斯疾，盖心肾素亏，卒加惊恐，惊则神伤，恐则精却，神因精却以无依，精为神伤而不化，，以故神摇于上，精消于下，令人惶惕不安，凄怆不乐，心烦虑乱，不知所从，动作云为异乎平素。昔韩魏公病此，服十四友丸徐愈，今宗其法略为增损主之。

生地一两半　柏子仁五钱　紫石英一两　五味子七钱云茯神一两　沙参一两半　枣仁一两　远志五钱　黄芪二两　麦冬一两　益智仁四钱　甘草三钱　归身一两　龙齿一两　磁石五钱　朱砂五钱

为极细末，龙眼汁法丸。(《慎五堂治验录》)

● 【评议】 十四友丸养心补肾，安神定志，效用颇佳。酌加磁石一味，《名医别录》谓"养肾脏，强骨气，益精除烦"，止惊悸之佳品。

---

① 懈惰：倦怠无力。

痰火上冲惊悸不寐案

魏掾　藩司掾魏某，患怔忡惊悸不寐，两月有余，施医局友作虚症治，愈治愈剧，乃就余诊。脉浮滑鼓指，目黄舌苔白腻。余谓阳明不阖，痰火上冲，湿热内蕴之候也。举半夏秫米汤，加橘皮、竹茹、川连、茯神、枣仁、山栀、杏仁、泽泻、滑石，作甘澜水煎，炊以苇薪，二剂能寐，而怔忡惊悸悉减。复以清痰降火化湿之剂，目黄渐退，胃亦渐旺，诸恙悉痊矣。患此症者甚多，若作虚治，是抱薪而救焚也。（《一得集》）

【评议】　辨证论治，首辨虚实，不知此者，动手便错。脉浮滑鼓指，舌苔白腻，是本案辨为实证的着眼点。

病起劳怒虚阳上乘案

乙未夏，余寓上海，有张姓某喉辣心震，举发不时，病由劳怒后得，已经半年，问治于余。余切其脉，浮细而数，知是藏液不充，虚阳上乘所致。以四君子汤加白芍、山茱为方，数剂，症减，后更调治而愈。（《诊余举隅录》）

【评议】 四君子汤益气健脾，白芍、山萸酸甘化阴以柔肝木。

水不涵木扰神案

孙左 向有遗精，肾水空乏，肝阳上升，扰神则心悸，外越则为汗，上升则头眩耳鸣。脉象虚弦。非壮水不足以涵木也。

元武板六钱，先煎 煅磁石三钱 麦冬辰砂拌，三钱 女贞子三钱，酒蒸 生牡蛎六钱 生白芍三钱 黑豆衣三钱 阿胶珠二钱 辰茯神三钱 大补阴丸二钱，淡盐汤晨服（《张聿青医案》）

【评议】 肾水空乏，有赖血肉有情之品大剂补阴，佐大补阴丸淡盐汤晨服，滋阴清火，更有深义。

痰饮心悸案

王右 向有痰饮，兹则心悸不宁，遍身筋脉动跃，背脊寒冷，渐即汗出。脉象弦滑，舌胖苔腻。此肝阴不足，脾胃湿痰悉随肝阳鼓舞，君火为水气所干，以致摇撼震动。无性命之忧，有频年之累。

茯苓神　石菖蒲　制半夏　广橘红　真武丸　远志肉　块辰砂　煨天麻　指迷茯苓丸（《张聿青医案》）

🌸【评议】　痰当涤之，饮则温药和之。

🌸 厥阳上扰心悸案 🌸

郭_右　清化痰热，育阴和阳，神渐守舍，怔悸大减，嘈杂亦定。虚里仍然动跃。脉弦滑而软。阳明脉络空虚，厥阳上扰未熄，前法出入。

炙黄芪_{三钱}　杏仁泥_{三钱}　粉丹皮_{一钱五分}　炒苏子_{三钱}　黑山栀_{三钱}　法半夏_{二钱}　枳实_{一钱}　茯苓_{五钱}　盐水炒竹茹_{一钱五分}　枇杷叶_{四片}（《张聿青医案》）

🌸【评议】　阳明络脉空虚，厥阳上扰未息是本例的病理症结所在，故方用黄芪补中益气，温胆汤清胆和胃，丹皮、山栀清泄肝火，复加杏仁、苏子、枇杷叶利气化痰，随证治之。

🌸 中虚夹痰以介类取效案 🌸

某　中虚挟痰，痰热化风，撼扰神舍。心中跳动，则火从上升。脉象虚弦。填补其下，以涵濡肝木，碍于在上之痰热，而利不胜弊。惟介类以潜之。

生牡蛎　煅决明　白蒺藜　块辰砂　法半夏　朱茯神　煅磁石　钩钩　橘红　鸡子黄　大淡菜（《张聿青医案》）

●【评议】　阴虚夹痰，应防滋腻碍邪；介类潜阳，无生痰之忧。鸡子黄、大淡菜为药食同源之品，滋阴而无碍邪之弊。

❀ 产后肝郁血虚案 ❀

盛右　凡虚里之穴，其动应衣，宗气泄越之征。中流无砥柱之权，肝阳从而撼扰，神舍因而不宁。拟补中气以御肝木。

盐水炙绵芪　吉林参　云茯苓　阿胶珠　土炒白芍　远志肉　块辰砂　左牡蛎　龙齿　金器

又　补中以御木，育阴以柔肝，神呆如昨，时多恐怖，心中自觉窒而不开。脉左寸沉滞，关部细弦，尺中小涩，右寸滑而濡软，关部滑而带弦，尺脉较劲。皆中气脏阴有亏，挟痰内蔽之象。夫既亏矣，何复生痰。盖肝禀将军之性，其刚柔之用，正施之则主一身之生发，逆施之则为火风之厉阶①。今当产后未满百日，血虚气弱，肝木偏亢，遂为虚里跳动。厥阳上旋，则清津浊液，悉为阳气所炼，凝结成痰。心为离火，火本下降，与水相交者也。今阳气且从上旋，心火何能独降，心胸清旷之区，转为阳火燔蒸之地，窒闷之由，实在于此。譬如酷暑之时，独居斗室，虽旷达之士，亦且闷不能堪，所谓闷者，皆阳之闷也。夫至阳闷于中，灼液成痰，神明为痰火所扰，便是不能自主之局。所最难者，阳可以熄，火可以降，痰可以豁，而三者之药，无不戕贼元气。今以水亏不能涵濡，气虚不能制伏，然后有肝阳之升，痰热之蔽。消之降之，前者未定，后者又来。若补之涵之，则远水不能济急也。大药之似乎虚设者为此。兹从补养之中，参入治痰之品，标本并顾。未识勃然欲发之阳，能得渐平否。备正。

吉林参一钱　煅龙齿五钱　九节菖蒲五分　块辰砂三钱　茯苓神各二钱　清阿胶二钱　焦远志八分　辰砂拌麦冬三钱　川贝二钱　炒松生地四钱　马宝先化服，一分

又　每至动作，虚里辄大跳动，《内经》谓：其动应衣，宗气泄也。病之着眼处，当在于此，所以前

---

① 厉阶：指祸端；祸患的来由。

诊脉细弦而并不洪大，与病相应，直认其为中气虚而不能制木，致魂不安谧，神不守舍。欲遵经训，似非补其中气，交其心神不可也。乃投之罔效，其中必有曲折。此次偶服攻劫之方，大吐大下。今诊右部之脉转滑微大，寸脉依然细滞。因思肝用在左，在于胠胁，肝郁之极，气结不行，由胠胁而蔓及虚里，气郁则痰滞，滞则机窍不宣，是神机不运，在乎痰之多寡，痰踞机窍之要地，是以阻神明、乱魂魄。然而吐下之后，神志而未灵爽者，盖肠胃直行之道，积痰虽一扫而空，至窍络纡回之处，非郁开气行，痰不得动也。今才经吐下，理应休息数日，乘此以四七汤开其郁结，参入芳香以宣窍络。旬日之后，再用攻法。即请裁夺行之。

上川朴一钱二分　磨苏梗一钱　广玉金三钱　制半夏三钱　茯苓四钱　九节菖蒲七分　姜二片　枣二枚

又　心虚胆怯，神不自持，多疑寡断，痰火之药，无一不进，迄无应效。即心肾不济一层，亦经小试，未见寸功，几成棘手难明之局。深究其理，虚里之跳动，究系病起之根，若非宗气之泄，即是肝气之郁，可不待言。吾人肝主左升，胆主右降，肝升则化为心血，胆降则化为相火。今肝经之气，郁而不舒，则左升失其常度，而心血无以生长，当升不升，肝木愈郁而愈实。肝为藏魂之地，又为藏血之海，经行血降，郁塞稍开，神魂稍定。而木气之升泄，仍难合度，心血日少，所以心虚若怯。无理处求理，如以上所述，似与病情不能为谬。拟升泄肝木，使上化心血，而心虚或能渐复，木升则郁解，而肝实或可渐疏。苟心神可以自持，魂能安宅，便是佳境也。

柴胡七分　生甘草三分　杭白芍二钱　茯苓神各二钱　酒炒当归二钱　野於术二钱　抚川芎一钱　丹参二钱　煨姜二片　西血珀五分　上沉香二分　上湘军六分。三味研细，用炒茺蔚子四钱煎汤调服（《张聿青医案》）

🌸【评议】　初诊补中气以御肝木，再诊加入化痰之品，又诊行气开郁，芳香通络，末诊仿逍遥散法，疏泄肝木，化生心血。综观全案，由补转疏，当知升降之理，疏泄之道，不可妄补。

🌸 木火蒸痰怔忡不宁案 🌸

吴左　惊动胆木，木火蒸痰，窒碍灵府。怔忡不宁，神情呆钝。化痰宣窍，参以镇坠。

制半夏一钱五分　广橘红一钱　广玉金一钱五分　块辰砂三钱，包　陈胆星五分　白茯苓三钱　远志肉五分　炒枣仁二钱，打　九节菖蒲二分　金器一件，悬煎（《张聿

青医案》)

❀【评议】 用菖蒲郁金透热祛痰，方出温病，杂病亦效。

❀ 阴虚夹痰肝阳暗动案 ❀

王左　阴虚夹痰，胆胃失降，肝阳暗动。每至将寐，辄作惊惕。拟介类以镇肝潜阳。

炙龟板五钱　煅磁石三钱　茯神三钱　酒炒杭白芍一钱五分　生牡蛎四钱　煅龙齿三钱　黑豆衣三钱　薄橘红一钱　金器一件，悬煎（《张聿青医案》）

❀【评议】 阴虚夹痰，肝阳暗动，而致惊惕，药用养阴柔肝，介公类潜阳，复加化痰宁心之品，诚得治法之要。

❀ 肝肾亏虚心悸案 ❀

某　上年眩晕心跳，甚至心气昏糊，经壮水涵木而化肝热，诸恙较前大退。惟心悸仍未霍全，时觉胆怯。肝胆皆木也，肝木上升，胆木下降，是为和平。惟肝升太过，则胆降不及，胆木漂拔，自然气馁，胆病实肝病也。《经》云：虚则补其母。木之母，水也。

所以降胆必先熄肝，熄肝必先滋肾。

炙龟板_{十二两}　炒枣仁_{三两}　朱茯神_{三两}　丹皮_{二两}
石决明_{五两}　女贞子_{酒蒸，三两}　潼沙苑_{酒炒，三两}　白归
身_{酒炒，二两}　炒萸肉_{一两五钱}　炙鳖甲_{十两}　生山药_{三两}
柏子霜_{三两}　奎党参_{五两}　远志肉_{六钱}　大生地_{六两}　熟
地_{二两}　煅磁石_{四两}　肥玉竹_{三两}　杭白芍_{酒炒，三两}
生於术_{一两五钱，木香二钱煎汁收入}　辰天冬_{二两}　辰麦冬_{三两}　杜仲_{三两}　西洋参_{一两}　生甘草_{七钱}　干橘叶_{一两}
龙眼肉_{三两}

以清阿胶四两酒化收膏，每晨服一调羹，开水冲化。(《张聿青医案》)

🌸【评议】　降胆必先息肝，此脏腑互为表里之理；息肝必先滋肾，此五行生克造化之机。膏方者，滋阴补肾之佳品。全方纳炙龟板、炙鳖甲、清阿胶三味血肉有情之品，用六味地黄为本，酌加滋阴、补血、行气之品，补而不腻，柔肝息风。

🌸肝阳浮动心悸案🌸

杨媪　心悸跳荡，时为不寐，偏左头痛，腰股作酸。脉弦尺涩。阳升不熄。拟熄肝宁神。

朱茯神_{三钱}　煅龙齿_{三钱}　酒炒杭白芍_{一钱五分}　黑

豆衣三钱　炒枣仁二钱　夜交藤三钱　柏子霜三钱　滁菊花三钱　天王补心丹三钱先服，另五钱包煎（《张聿青医案》）

❀【评议】　天王补心丹既直接口服，又与包煎同服，为张氏用药特色。

❀ 清泄肝木治心悸案 ❀

经左　精水不足，肝阳上升，头晕有时恶心，寐中往往惊跳。宜育阴熄肝。

大生地四钱　酒炒杭白芍一钱五分　钩钩三钱　滁菊花一钱五分　朱茯神三钱　黑豆衣三钱　生牡蛎五钱　白蒺藜三钱　丹皮二钱　金器一件，悬煎

二诊　育阴熄肝，阳升不熄，头疼耳痛震鸣，寐中惊跳，溲后辄带精浊。肾阴不足。欲制其阳，当育其阴。

大生地四钱　生牡蛎五钱　粉丹皮二钱　黑豆衣三钱　生龟板四钱　生白芍一钱五分　生山药三钱　女贞子酒蒸，三钱　潼沙苑盐水炒，三钱　茯神三钱　莲须一钱

三诊　素体湿盛，阴腻之药，不能任受。头痛耳鸣，寐中惊跳。既不能壮水和阳，宜清泄甲木。

桑叶一钱　滁菊花二钱　白蒺藜盐水炒，三钱　女贞

子三钱，酒蒸　制半夏一钱五分　丹皮二钱　橘白一钱　白茯苓三钱　黑豆衣三钱　石决明四钱　谷芽檀香汁炒，二钱（《张聿青医案》）

❁【评议】　虽水不涵木，然素体湿盛，滋水不能任受，故用清泄甲木为之开路。

❁ 风阳不平心悸案 ❁

严右　风阳不平，心悸多恐，乙木过升，甲木不降也。

阿胶珠二钱　辰麦冬三钱　炒枣仁二钱　酒炒杭白芍一钱五分　女贞子三钱，酒蒸　钩钩三钱　辰茯神三钱黑豆衣三钱　柏子霜三钱（《张聿青医案》）

❁【评议】　阿胶珠，乃阿胶蛤粉炒成珠，养阴润肺，滋腻之性减，无温热助阳之弊。

❁ 肝火扰神心悸案 ❁

居左　惊动胆木，神情扰乱，幸而循止。脉形左大。肝火尚未平靖。重以镇之，清以泄之。

桑叶　山栀　炒枣仁　白芍　白蒺藜　煅龙齿丹皮　钩钩　朱茯神　石决明　金器　天王补心丹

原注：病由半夜睡中，经人唤醒变惊而起。（《张聿青医案》）

⚫【评议】 脉形左大，肝火属实，唯重镇清泄，方可治之。

🏵 痰阻胃中恐怖案 🏵

某 胸中如阻，时或恐怖。此痰阻胃中。

温胆汤加炒瓜蒌、白蒺藜、蛤壳、石决明、姜汁、竹沥。不愈加濂珠、辰砂、血珀三味，研末调服。（《张聿青医案》）

⚫【评议】 温胆汤，和解之剂，和足少阳、阳明二经也。橘、半、姜之辛温，以之导痰止呕；枳实破滞；茯苓渗湿；甘草和中；竹茹开胃土之郁，如是则不寒不燥。加炒瓜蒌、白蒺藜、蛤壳、石决明、姜汁、竹沥，则治痰之力更甚。

🏵 风痰交炽心悸案 🏵

某 每至睡醒，辄作惊跳，甚则神情迷钝，良久方清。风痰交炽也。

导痰汤去甘草，加竹茹、茯神、白蒺藜、僵蚕、

明天麻、蛤粉。(《张聿青医案》)

❀【评议】 导痰汤方出《济生方》，衍自《太平惠民和剂局方》二陈汤，合南星化风痰，枳实破滞气，治一切痰实为病。酌加祛痰之品，其力更甚。蛤粉者，朱震亨谓："治热痰、湿痰、老痰、顽痰"。

❀ 水不涵木心悸案 ❀

某 脉症相安，然阳气仍复上升，皆由木失滋涵。再滋肾养肝，宁神熄木。

阿胶二钱 夜交藤四钱 黑豆衣三钱 炒枣仁二钱 煅龙齿三钱 酒炒女贞子三钱 酒炒杭白芍一钱五分 滁菊花一钱五分 海蛤粉三钱 淮小麦五钱 糯稻根五钱 天王补心丹三钱晨服，四钱包煎

二诊 寐得稍安，饮食如常。育阴熄肝，再望应手。

阿胶珠三钱 朱茯神三钱 夜交藤三钱 酒炒杭白芍一钱五分 酒炒女贞子三钱 炒枣仁二钱 煅青龙齿三钱 柏子霜三钱 淮小麦五钱 金器一件

三诊 腰为肾府，腿股为奇脉所辖，腰股作酸，肾虚已著。厥阴之脉上额交巅，肝用在左而主血，偏左头痛，血虚木旺，亦属显然。心悸跳荡，时为不

寐，水亏风阳撼扰，所谓曲直动摇，风之象也。滋肾水以熄风，治之定理。

生熟地　粉归身　滁菊花　肥玉竹　奎党参　酒炒杭白芍　潼沙苑_{盐水炒}　泽泻　柏子霜　辰麦冬　生於术　生甘草　黑豆衣　西洋参　朱茯神　川石斛　炒枣仁　煅龙齿　夜交藤　厚杜仲　甘杞子　生山药　煅磁石　粉丹皮　石决明　酒炒女贞子　菟丝子_{盐水炒}　清阿胶_{四两}　龟板胶_{三两}　鹿角胶_{一两}

以三胶溶化收膏，每晨服七八钱，开水化服。（《张聿青医案》）

⚘【评议】　前方开路，膏方继进，滋水涵木，风平浪静。

🌸 阳虚水停心悸案 🌸

虞_左　曲直动摇，风之象也。因有是言，故世俗凡遇心中震荡之疾，莫不以为心血之亏，肝液之耗也。殊不知动摇虽系风象，而仲景痰饮门中，则曰心下悸者，为有水气，足见悸荡之疾，有虚有实，全在临症辨认之耳。脉象沉弦，面色晦黄，全无阳气有余之象。而每遇操劳，或暮夜临卧之时，心中辄悸，平素多湿之人，正与《金匮》水停为悸之条符合。用药不宜呆补，温理脾胃，即是补中寓泻，泻中寓补之法也。

上党参元米炒，二两　广陈皮八钱　泽泻一两五钱　白蒺藜去刺炒，二两　东洋参元米炒，三两　淡干姜五钱　藿香梗一两五钱　川断肉一两五钱　酒炒杭白芍一两五钱　野於术三两　制附子七钱　白蔻仁三钱，另研和入　云茯苓四两　炙黑草四钱　生熟薏仁各八钱　炒沉香曲一两　制半夏一两五钱　炒牛膝一两五钱　厚杜仲二两　炒枣仁一两五钱　炒杞子一两五钱

上药为末，水泛为丸。(《张聿青医案》)

【评议】　惊悸以肝液耗、心血亏多见，然饮停心下亦可致悸，属虚属实当辨仔细。本案处方用药，遵《金匮要略》"病痰饮者，当以温药和之"之旨。

木旺化风心悸案

秦左　阴亏不能制木，木旺化风，风壅阳络，头痛时作时止，风性鼓荡，心中怔悸。冲龄正在生发之秋，何至阴亏致疾。盖其阳气日充，禀先不足之躯，阴即不能配合阳气，相衡之下，不能相偶者，即形其相绌也。宜壮水之主，以配阳光。

大熟地三两　川芎一两　茯苓二两　酸枣仁炒打，二两　石决明三两，打　大生地三两　炒杞子二两　泽泻一两五钱　元武板十两　生甘草三钱　炒香玉竹二两　酒炒杭白芍一两五钱　桑叶一两二钱，另煎冲入　广皮一两　上党参三两　炙鳖甲七两　炒菊花一两　黑山栀二两　煅牡蛎三两　白归身二两　大有芪盐水炙，二两　粉丹皮二两　野於术一两五钱　盐水炒潼沙苑三两　黑大豆二两　龙眼肉二两

共煎浓汁，加真阿胶三两，溶化冲入收膏。(《张聿青医案》)

⚘【评议】"壮水之主，以配阳光"，一"配"字，透出医家重视阴阳平衡之意。

❀ 阴阳两乖心悸案 ❀

沈　寐则阳气内藏，阳厥于外，则四肢若木；阳聚于内，则惊惕遗泄。病属阴阳两乖，而肝病为多。宜养阴潜阳，镇肝安胃。

太子参　丹参　元参　生地　青龙齿　左牡蛎
远志　茯神　枣仁 (川连炒)　丹皮　蒺藜　夜交藤
竹茹

另：磁朱丸 (磁石、朱砂、神曲)　孔圣枕中丹 (龟

板、龙齿，远志）

两样和匀，每服三钱，临卧竹叶、灯心汤送下。

二诊　肝阴不足，则肝阳浮扰，夜寐不安。其实阳失阴涵，而不能静，非阳气之有余也。泻肝之药，亦非所宜。脉象软细而数，不能鼓指，即肝阳亦有疲损之象；盗汗痉瘈，多梦遗泄，阴弱而阳不内藏。当用养阴潜摄法，缓缓调理。

洋参　麦冬　生地　萸肉（盐水炒）　白芍　丹皮
枣仁　白薇　圆眼肉　竹茹

另：孔圣枕中丹，天王补心丹和匀，每服三钱，临卧开水下。（《柳宝诒医案》）

❁【评议】　不寐、惊惕、遗泄交相为患，证属阴阳两乖，病位在肝。治法甚当，用药熨帖。汤丸结合，缓急有度，徐徐收功。

❁ 肝火夹痰心悸案 ❁

周　左脉与右寸关浮弦数硬，肝经郁火挟痰浊蒙扰厥阴，怔忡不寐，神志错乱。先与熄肝化痰，俟痰火稍平再议。

羚羊角片　龙齿　左牡蛎　黑山栀　粉丹皮　东
白芍　茯神　远志　枣仁（砂仁拌炒）　枳实　生甘草

竹二青

　　另：白金丸　当归龙荟丸　二味和匀，每服一钱，开水送下。（神志）（《柳宝诒医案》）

　　❀【评议】　肝木性刚，郁火夹痰，痰火同治，方平肝木之乱。白金丸，白矾、郁金合薄荷，豁痰通窍清心神；当归龙荟丸，泻火通便良方，虽为丸剂，其效亦速。丹皮、白芍、茯神、远志、枣仁，柔肝养血，以图后效。

🦁 阳衰阴盛心悸案 🦁

　　治泰雅堂水火两亏，腰膝酸痛，六脉大而软，虚烦不寐，有惊悸健忘之症，此方主之。夫阳盛则阴衰，阴盛则阳衰，必然之理。故治阳盛者，不必用苦寒以抑阳，但滋其阴则阳不亢。所谓壮水之主以制阳光也，即《内经》亢则害承乃制之说也。治阳虚而阴盛者，非谓阴盛为肾命坚固不生痰疾也。盖阳虚则气虚，气虚则气郁，郁则生湿，湿则生痰。由是血不运行，食不消化，沉寒痼冷，填塞胸臆，而痞满、鼓胀、便浊、溏泄、腰痛、足重诸证由此起矣。此皆阴盛之为患。《丹溪心法》论云：肺属金主气，分布阴阳。伤则失职，不能升降。此气虚即阳虚之证，治法补气以健运行，补火以消阴翳，利小便以导浊污。此即冯兆张太阳当空阴霾自释之说也。阴阳盛衰之原，乌可不察。而治之之法，更有进者。阳盛阴衰之症，但滋肾水，已无余事。阳衰阴盛之症，偏于补阳，恐防其阴，必以健中州为第一义。而补火之中兼佐滋水之法，方无偏胜之患。自制：

石莲三钱　巴戟二钱　石斛三钱　潞党七钱　茯神三钱　远志八分　酒芍一钱五分　大白归身五钱　炒枣仁一钱五分　熟地一钱五分春砂制　蒸萸肉二钱去核　杜仲二钱断丝　炙甘一钱　草薢一钱五分　怀山二钱　砂仁七分　玉桂心四分（《昼星楼医案》）

【评议】　水火两亏，阴阳同调，斟酌剂量，以防偏盛之弊。中州健运，方无生痰、生湿之虑，此进补之第一要义也。

水火不济案

脉细濡，左寸沉软，心悸跳荡烙热，寐则汗出，心觉下坠，咽中如阻，病由阴虚阳气撼扰，水火不能既济。内伤之症，断无一蹴可几之理。

西洋参二钱　酸枣仁三钱　生磁石五钱　块辰砂三钱　黑大枣四枚　柏子仁三钱　杭白芍钱半　生牡蛎五钱　浮

小麦_{五钱}　补心丹_{五钱}（另服）（《雪雅堂医案》）

❀【评议】　益气养心、滋阴涵阳、镇心安神，于证颇合。慢病尚需徐徐图之，"断无一蹴可几①之理"，言之极是。

❀ 痰郁机枢心悸案 ❀

聊子振太尊　因惊忧积气，心受风邪，精神恍惚若痴，自汗惊悸，心跳自觉惭愧，畏怕见人，言语半吐即不能言，面红，舌苔黄腻，脉时歇止，不寐，饮食如常，病经二载，医更数手，温热腻补竟进，气机郁阻愈深。昔人谓脉歇止无定，多主郁痰为幻，不得以结代目之。种种症象，无非机枢窒碍，痰阻经隧为患，拟仿本事惊气丸意，其中多用风药，良因经络窒塞，非风药不能转动机枢耳，立方大意全在乎此。

滚痰丸_{三钱}　鹿参_{钱半}

煎水送，连服两日，下胶黏臭痰颇多。

高丽参_{二钱}　正茯神_{二钱}　石菖蒲_{一钱}　明天麻_{三钱}　远志肉_{钱半}　胆南星_{二钱}　酒川芎_{二钱}　大僵蚕_{二钱}　全

---

① 一蹴可几：比喻事情轻而易举，一下子就成功。几：近，及。与"一蹴而就"同。

蝎梢六分　生铁落五钱　正橘红一钱　钗石斛三钱　姜汁三滴　竹沥一小杯

白附子、蕲蛇、羚羊、法夏、麦冬、枣仁、青黛、龙齿、金箔出入，念余剂而痊

又　愈后用外台茯苓饮加减为丸调理。

丽参二两　白术二两　枳实两半　天麻二两　茯苓四钱　茯神二钱　枣仁二两　远志一两　法夏二两　陈皮一两　川连一两　蒺藜二两　代赭石二两　竹沥姜汁枣肉为丸。（《雪雅堂医案》）

●【评议】　温热腻补，机枢受阻，转动机枢，全仗风药。鹿参配滚痰，补气生风，风起则一切胶黏臭痰皆滚而去之。虫类搜风，擅疏通经络，去络中余痰，助机枢转动。升降相宜，渐进补剂，邪去正安。

中虚交春心悸案

宗太太　脉虚，中虚交春，虚里跳动，甘温守补，佐以镇固为宜。

生芪五钱　白芍三钱　龙骨三钱　炙甘草一钱　当归二钱　桂枝二钱　牡蛎四钱　真饴糖一钱　生姜三片　黑枣三枚（《雪雅堂医案》）

●【评议】　桂枝龙骨牡蛎汤，调阴阳，合营卫，

固摄守中。重用黄芪,佐以饴糖,甘温补中。阴阳调和,中虚得补,虚里自宁。

🏵 心肾两虚惊悸案 🏵

不寐心惕易惊,主以镇怯,甘以益虚,两安心肾。

西洋参二钱　白茯神三钱　青龙骨四钱　浮小麦四钱 炙甘草一钱　真金箔念张　大黑枣三枚 (《雪雅堂医案》)

🏵【评议】 甘麦大枣汤善治心病,洋参茯神,健中补虚,龙骨金箔,镇怯安魂,心肾两安,惊悸自宁。

🏵 营虚不寐惊悸案 🏵

惊悸心震不寐,眩晕脉虚大,甘温养营,佐以镇怯。

大防党六钱　云茯神三钱　酸枣仁三钱　大炙芪五钱 全归身五钱　焦白芍三钱　龙眼肉三钱　清桂枝二钱　炙 甘草钱半　紫石英五钱　青龙骨四钱 (《雪雅堂医案》)

🏵【评议】 脉虚大由营血亏所致,治以甘温补虚,此为治本。石英、龙骨,重镇宁神,此为治标。标本兼顾，方为上策。

咳嗽、盗汗瘥后心悸案

某　咳嗽盗汗悉差，左脉虚细，右劲，舌滑白，心虚悸惕。宜补心丹加减治之。（三月廿九日）

苏丹参三钱　归身钱半　甜杏仁三钱　炙甘草七分
茯神四钱　炒枣仁三钱　远志八分　炒杜仲三钱　老东参钱半　生牡蛎四钱　煅龙齿钱半

清煎，八帖。（《邵兰荪医案》）

【评议】　肃肺分之余痰，潜未靖之浮阳，藉以补益心神，则悸惕自瘳。

肝逆乘中心悸案

白马山李　肝逆乘中，脘痛气冲，脉弦，语蹙①心悸，姑宜泄降化痰。（四月二号癸卯望日）

瓜蒌皮三钱　川楝子三钱　生石决明六钱　仙半夏钱半　薤白钱半　延胡二钱　光杏仁三钱　沉香五分　橘红一钱　抱木茯神四钱　远志肉八分，炒　引灯心七支

四帖。

---

①　蹙（cù）：促迫。

113

又　冲气未平，脉弦细，舌白，心无所主，语蹇。宜镇肝逆，凝心神。（四月六号癸卯十九日）

西琥珀八分　丹参三钱　仙半夏钱半　合欢皮三钱　沉香五分　煅龙齿钱半　新会皮钱半　炒枣仁三钱　抱木茯神四钱　石决明五钱　远志肉八分，炒　石菖蒲五分　引灯芯七支

四帖。（《邵兰荪医案》）

❋【评议】　肝升太过，胃降无权，温酿咸痰，阻碍气机，平肝清肺，治法甚佳。次以肝风浮越，语蹇依然，因其冲气未平，再进镇冲凝神之品，秩序井然。

❋ 水亏木旺心悸案 ❋

安昌徐　水亏木旺，脉细劲，音低，心悸，寝寐恍惚，舌心微黄。姑宜滋水涵木，佐以凝神。（三月十四日）

生地四钱　阿胶珠钱半　桑叶三钱　远志肉八分　茯神四钱　石决明六钱　怀山药三钱　预知子三钱，即八月札　夜交藤三钱　炒枣仁三钱　黄草石斛三钱　引鸡子壳一枚（《邵兰荪医案》）

❋【评议】　少阴之脉，循喉咙，挟舌本。今以肾

液未能上承，而致音低心悸，此方宗黄连阿胶汤加减，俾心肾交合，阳和阴充，则少阴之火各归其部，而诸恙自除。

肝风内震心悸案

某　肝风内震，心惕，头晕，肢战，脉弦右虚，癸来夹杂腰疼。姑宜柔肝熄风，仍镇摄心神。

桑寄生三钱　西琥珀八分　龙齿三钱　甘菊二钱　炒驴胶钱半　茯神三钱　炒远志八分　杜仲二钱　小胡麻三钱　钩藤三钱　稽豆皮三钱　引灯芯七支

五帖。（《邵兰荪医案》）

●【评议】　肾难生液，是以心惕而癸来腰疼；肝不养筋，内风浮动，是以头晕肢战。今以柔肝息风以缓晕，镇摄心神兼补肾，洵属对症疗法。

带下腰酸心悸案

安昌顾　心悸带下，癸涩过滞，腰酸，脐下痛，脉濡涩细，迩有头疼，龈起胀泡。宜胜金丹加减。（五月二十日）

生地三钱　小胡麻三钱　远志肉八分　炒杜仲三钱

当归钱半　钗斛三钱　茯神四钱　石决明四钱　白芍钱半
香附三钱　鸡血藤胶钱半

　　清煎，五帖。(《邵兰荪医案》)

●【评议】　傅青主曰：带脉横生，通于任脉；任脉直上，走于唇齿。唇齿之间，原有不断之泉，下贯任脉以化精，使任脉无热气之绕，则口中之津液尽化为精，以入于肾矣。唯有热邪存下焦之间，则津液不能化精而反化温也。今此案系是带任两脉，液虚热炽之象，故用胜金丹加减，借以养血清热，柔肝安神。

肝胃不和心悸案

　　心惕如悬，胸闷胃馁少谷，脉两寸关弦，舌色透明，偶觉晕眩，姑宜泄降平肝。

瓜蒌皮三钱　谷芽四钱　新会皮一钱五分　合欢皮三钱　薤白一钱五分　广郁金三钱，生打　抱木茯神四钱　绿萼梅一钱五分　起码霍斛三钱　生石决明六钱　炒远志肉八分

　　四帖。

　　心惕较差，六脉涩细，气滞脘闷，腰胯胀，苔滑白，头晕而疼，仍遵前法加减为妥。

丹参三钱　焙天麻八分　佩兰三钱　沉香五分　抱木茯神四钱　远志肉八分　制香附三钱　炒谷芽四钱　西琥珀八分　炒车前三钱　豨莶草三钱

四帖。(《邵氏医案》)

❀【评议】　瓜蒌、新会、合欢，三皮理气解肝郁；绿梅、谷芽药轻灵，健脾理气不耗气；霍斛、远志、石决明，养血平肝宁心神；次因气滞脉细涩，丹参、天麻、琥珀，行气血而畅血脉，沉香、香附疏肝降气止头晕；豨莶一味，善治风湿，其苔滑白，虑其有湿，故佐车前以治之。

❀ 经停腰痛心悸案 ❀

心惕如悬，脉虚数，经停腰腹痛，法宜养胃柔肝。

北沙参三钱　广藿梗一钱五分　炒枣仁三钱　炒白芍一钱五分　杜仲三钱　谷芽四钱　茯神四钱　绿萼梅一钱五分　钗斛三钱　桑寄生三钱　川断三钱

三帖。(《邵氏医案》)

❀【评议】　经停腰腹痛，腰痛在肾，腹痛在肝，补肾所以补肝，养阴所以柔肝；藿梗、谷芽、茯神、绿萼梅，理气养胃，致中和之意也；枣仁、茯神，功在宁心安神，定悸之用也。

经行腰痛心悸案

心惕如悬，脉涩，脘闷，癸来腰腹聊痛，苔厚腻，倏寒汗彻，防遂厥。

琥珀八分　生牡蛎四钱　茺蔚子三钱　钩钩三钱　丹参三钱　龙齿一钱五分　茯神四钱　佛手花八分　远志肉八分　杜仲三钱　延胡一钱五分　灯心一丸

三帖。（《邵氏医案》）

心惕已减，脉细涩，癸不及期，苔微白，仍照前法加减为妥。

琥珀八分　香附三钱　炒谷芽四钱　当归一钱五分　丹参三钱　茯神四钱，朱砂拌　远志肉八分，炒　川芎七分　茺蔚子三钱　枣仁三钱　省头草一钱五分　绿萼梅一钱五分

四帖。（《邵氏医案》）

●【评议】　肝气不舒，气血不畅，脾失健运，舌苔厚腻。丹参、茺蔚子、延胡，活血调经；琥珀、龙齿、牡蛎、茯神、远志、灯心，镇肝宁心；钩钩、佛手花，凉肝疏肝。次诊，苔腻已去，癸不及期，重在气血，气血调顺，不化湿而湿自去。

心悸伴癸水不调案

头痛较瘥，脘中稍和，腹痛心惕，脉虚癸水不调，宜补心和中。

丹参三钱　生牡蛎四钱　豨莶草三钱　广木香五分　茯神四钱　厚朴一钱　枳壳一钱五分　玫瑰花五朵　炒枣仁三钱　龙齿一钱五分　佩兰叶三钱

三帖。(《邵氏医案》)

【评议】　不通则痛，气机不畅，唯顺气尔。广木香、茯神、厚朴、枳壳、玫瑰花，皆理气之品也。牡蛎、龙齿、炒枣仁，皆可镇惊安神。癸水不调，其脉虚，营血不调也，一味丹参，功同四物，活血养血之品也。虽言补心和中，实则行气活血之对症法也。

停经脘闷心悸案

血后心惕，苔白而干，脉滑数，经停三月，脘闷，宜养胃和中。

北沙参三钱　谷芽四钱　石决明六钱　穞豆皮二钱　枣仁三钱　麦冬三钱，去心　炒远志肉八分　栀子二钱　钗斛三钱　桑寄生三钱　新会皮一钱五分

三帖。(《邵氏医案》)

❂【评议】 血后心惕,苔白而干,阴血必亏,滋阴补肾,助先天之本;脘闷、脉滑数,中焦不运之象,必理气和中,助后天之本。虽补不腻,气机通而脘闷消,阴血补而癸水来。栀子凉血,以药测证,其脉滑而兼数,知其当有血热之象。

❀ 经停吐血心悸案 ❀

经停吐血,脉数右寸特大,苔微黄,心惕脘闷,宜降气凉血为治。

鲜生地四钱　降香七分　谷芽四钱　龙齿一钱五分　茯神四钱　栀子二钱　枳壳一钱五分　穞豆皮一钱五分　炒远志肉八分　炒枣仁三钱　生牡蛎四钱

三帖。(《邵氏医案》)

❂【评议】 气逆血热,降气凉血。脉数右寸特大,是辨证的关键。

❀ 风湿骨痛心悸案 ❀

右　向病风湿骨痛,至今不净,胸闷,心悸,寐不安,脉细数。宜宽中宁神,宣通经脉为法。

瓜蒌皮四钱　朱茯神一钱五分　竹茹三钱　川石斛四

钱　枳壳三钱　北秫米四钱　紫贝齿一两，生杵　朱连翘三钱　广郁金三钱五分　盐半夏三钱　首乌藤三钱　陈佛手三钱五分（《曹沧洲医案》）

❀【评议】　素有痰湿，风湿骨痛，气机受阻，胸闷心悸，化湿宽中，顺气宁神，兼清郁热。

❀ 胆胃痰热心悸案 ❀

右　胆胃痰热不平，甚致心无所依，神无所归，虑无所定，头胀蒙，惊惕，脉滑数。宜镇肝涤邪及痰。

朱砂安神丸四钱，包煎　连翘三钱　白金丸一钱，吞服　盐半夏三钱五分　竹茹三钱　生石决明一两，先煎　黑山栀三钱　煅青礞石三钱五分，先煎　生灵磁石三钱，先煎　竺黄片三钱　赤芍三钱五分　鲜竹沥一两（《曹沧洲医案》）

❀【评议】　成药入汤，包煎力速，白金吞服，药力完全，石类先煎，其性皆出，镇肝涤痰，邪去神安。

❀ 肝胆痰热惊惕案 ❀

左　肝胆痰热上亢，神机虚，语言易顿，夜少熟睡，惊惕，脉弦数。宜镇肝涤痰为法。

朱砂安神丸_{四钱，绢包}　连翘_{三钱}　白金丸_{一钱，吞服}
陈胆星_{七分}　竹茹_{三钱}　生石决明_{一两，先煎}　盐半夏<sub>三
钱</sub>　煅礞石_{一钱，绢包，先煎}　抱木茯神_{四钱，朱砂拌}　竺
黄片_{三钱}　黑山栀_{三钱}（《曹沧洲医案》）

✿【评议】　两案合观，方知曹氏用药特色。镇肝
涤痰，此为基本：朱砂安神丸、连翘、白金丸、盐半
夏、竹茹、生石决明、煅青礞石、黑山栀、竺黄片，
两案均用。所不同者，唯生灵磁石、赤芍、鲜竹沥与
陈胆星、抱木茯神尔。盖因前者心无所依，后者心神
不宁也。

✿ 气火升腾心惕肉跳案 ✿

右　肝失调达，气火升腾，心惕肉跳，舌红，头
空，大便艰难而硬，今转为便溏，食阻艰运，午后形
寒，目垂。本虚病深不易调理。

旋覆花_{三钱五分，绢包}　磁朱丸_{四钱，绢包}　朱茯神<sub>四
钱</sub>　炙鸡金_{三钱}　代赭石_{四钱，煅，先煎}　炒香枣仁<sub>三钱五
分</sub>　归身_{三钱五分}　沉香曲_{三钱，绢包}　煅瓦楞_{粉一两，包}
丹参_{三钱五分}　白芍_{二钱}　陈佛手_{三钱五分}　柏子仁_{四钱}
（《曹沧洲医案》）

【评议】 本案系本虚标实之证，本虚者，乃脾虚失运，心营不足；标实者，气火升腾，上扰心神。故以降逆清火为主，兼以养血安神、理气助运，为标本兼治之法。

肝失所养心悸案

右　营阴不足，肝失所养，劳则心惕，兼有胸闷口淡，余时寒热，便难均瘥。

归身　桑麻丸　法半夏　桑枝　白芍　鳖甲心　象贝　川断　丹参　白蒺藜　煅瓦楞粉　炒谷芽

(《曹沧洲医案》)

【评议】 养肝之法，即育阴、健脾也。桑麻丸，由桑叶、芝麻组成，功能补益肝肾，清利头目，主治头眩目花、津枯便秘。以方测证，本案似兼头晕目眩等症。

脾肾亏虚心悸案

右　心悸不得寐，腰痛，胃纳式微，脉软弦。本虚为病，须逐渐调养。

上川连四分，盐水炒　首乌藤三钱　杜仲三钱　川断一两　沙苑子二钱，三味盐水炒　川石斛三钱　全瓜蒌五钱，

切　炒香枣仁三钱　石决明一两生，先煎　盐半夏三钱
抱木茯神五钱，朱拌　竹茹二钱　鲜稻叶三钱（《曹沧洲
医案》）

🌑【评议】　本虚为病，调养为要，少佐清火、化
痰，顾及标证。

🎍 误补致怔忡豁痰降火得愈案 🎍

双林韩左相，患怔忡三载不愈，时医俱用景岳之
言，而进补剂，参芪地黄，群补毕集，日甚一日，就
诊于余。余用豁痰降火之药一服，其夜即大减，后以
温胆汤，加山栀、川连、石膏、胆星、枣仁丸，服不
一月而愈。（《沈氏医案》）

🌑【评议】　虚实不确，误补则生痰、生火，致病
日甚一日，改投豁痰降火，其疾霍然。《黄帝内经》
"无盛盛，无虚虚"，岂可忽哉！

🎍 血虚火生心悸案 🎍

湖南潭馥亭，心悸火升，头眩汗多，遍治无功，
延余诊之。脉极沉细，此血虚也。当温养血分。方用
枸杞子三钱，全当归二钱，柏子仁二钱，云茯神二

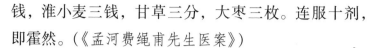

钱，淮小麦三钱，甘草三分，大枣三枚。连服十剂，即霍然。(《孟河费绳甫先生医案》)

❀【评议】 火升心悸，实由血虚而致，径以补血，获效迅捷。

❀ 惊恐欲脱心悸案 ❀

广东郑宝舟夫人，因事惊恐，遂心慌不能自持，头眩眼花，汗多作呕，自觉欲脱，嘱余往诊。脉来沉细而弦。此惊恐动肝，阳升灼阴，津液外泄，气无所依，欲脱之象已著。所幸脉不洪大，一时或不致大变。急以人参三钱，煎汤与服。方用人参六钱，麦冬三钱，五味子五分，炒枣仁二钱，炙生地四钱，陈阿胶钱半，甘草五分。一剂病减，两剂全安。(《孟河费绳甫先生医案》)

❀【评议】 欲脱之证，独参救急，回阳固脱，大补元气。生脉治本，养气之道。是方人参补气即所以补肺，麦冬清气即所以清肺，五味敛气即所以敛肺，吴琨云：一补一清一敛，养气之道备矣，名曰生脉。

❀ 络虚惊悸案 ❀

蓄血妄行，络虚心悸，幸不咳呛，当以黑归脾调理。

党参　茯神　枣仁　远志　白芍　熟地　麦冬
橘红　桑叶

心悸膈胀，头晕目昏，中虚营血亏也。

炒阿胶　甘菊　决明　茯神　郁金　炒白芍　麦
冬　枣仁（《重古三何医案》）

❀【评议】《银海指南》黑归脾，阴虚血少，心脾
两虚之心悸其效佳。

❀ 肝胃热甚心悸案 ❀

心悸火动，肝胃热甚也，以滋阴调治。

制洋参　茯神　知母　泽泻　麦冬　枣仁　丹皮
生石膏　制首乌（《重古三何医案》）

❀【评议】　病在肝胃，清热养阴，药入本经，对
症治也。处方仿白虎加人参汤合酸枣仁汤化裁。

❀ 中虚阳越怔忡案 ❀

中虚阳越，六脉空软无力，此怔忡候也，惟用温
补填纳，舍此无他策。

西党参　熟地　茯神　枣仁　白芍　麦冬　枸杞

桂圆　五味子　炙黄芪　浮小麦（《重古三何医案》）

✿【评议】　温补填纳，滋养气血，扶正之法也。处方乃黑归脾、生脉饮合化。

✿ 坎离不交心悸案 ✿

头晕多痰，心悸少寐，坎离不交也，以苦泄安神法。

川连　伏神　丹参　枣仁　竹叶　橘红　龙齿半夏　橘叶　辰砂拌麦冬（《重古三何医案》）

木郁火炽，得畅吐痰饮，气舒略能安寐，脉细数无力。坎离不交，恐不脱怔忡之根也。

生黄芪　沙参　生地　丹皮　麦冬　辰砂拌茯神怀牛膝　远志　生甘草　煅牡蛎　五味　橘红　桑枝白莲须后下（《重古三何医案》）

✿【评议】　云升雨降，天地交泰，万物得以生化。水火既济，心肾相交，脏腑始能安和。劳伤阴虚，肾水不能上济于心，致心火独旺。但观上二证，皆非单纯。或夹痰浊，或夹肝火。夹痰浊者，酌加橘红、半夏、橘叶化痰之品；夹肝火者，取佐金平木，扶土制木之意，药选北沙参、麦冬滋养肺胃，养阴生津。白莲须性平，味甘涩，有清心、益肾、涩精之功效，金锁固精丸等皆用之。

🎕 久病肾虚怔忡案 🎕

阳虚君火不潜，心悸头晕，甚则汗厥，此怔忡候也，须重剂培补。

炙黄芪　熟地　於术　枣仁　麦冬　牡蛎　茯神　白芍　五味子　桂圆肉

腹微胀，骨热心跳，腰楚，脉细数。营液久亏，调理非易也。

生芪　生归尾　地骨皮　秦艽　煅牡蛎　生甘草　远志　玉竹　牛膝　炒枳壳　炒青皮　桑枝　冬瓜子
(《重古三何医案》)

🔹【评议】　观其脉证，两案当为久虚心悸之重候，一为阳虚君火不潜，一为营液久亏，阴虚火旺，调理非易。君火不潜当重剂培补，峻补气血以纳元阳。阴虚火旺，骨蒸潮热，当滋肾阴以清虚热，药选玉竹、地骨皮、秦艽之味。舍生地、熟地、麦冬而不用者，概因其腹微胀，恐滋腻厚味以碍湿，故黄芪选生品，且酌加枳壳、炒青皮以行气，冬瓜子以利湿。牡蛎一味，生品，上收下敛，善治头晕；煅品，收敛固涩，以治潮热盗汗。

心气不摄怔忡案

劳思伤神，心气不摄，致言语謇涩，艰于安寐，脉细数无力。怔忡之重候也，调理非易，暂从安心养神治之。未知合否。

生芪　制於术　归身　枸杞　五味　龙齿　枣仁　炙甘草　远志　怀牛膝　陈皮　辰砂拌茯神　石菖蒲　姜汁炒竹茹（《重古三何医案》）

【评议】　言语謇涩，艰于安寐，虽言心气不摄，实则元气亏虚，脑络受阻。《医学衷中参西录》上册："谓人之元气，全体原十分，有时损去五分，所余五分，虽不能充体，犹可支持全身。而气虚者，经络必虚，有时气从经络处透过，并于一边，彼无气之边，即成偏枯。爰立补阳还五汤，方中重用黄芪四两，以峻补气分，此即东垣主气之说也。"其脉细数无力，虚证无疑，当重用黄芪补心气以补元气。临证据当与脉象实而有力者相鉴别。张锡纯认为"若其脉象实而有力，其人脑中多患充血，而复用黄芪之温而升补者，以助其血愈上行，必至凶危立见，此固不可不慎也。"纵观其方，心脑同治，五味、龙齿、枣仁、炙甘草、远志安神定志以宁心，制於术、陈皮、归身、怀牛膝、石菖蒲、姜汁炒竹茹等化痰活血通脑络，以方测证，当为舌黯，苔白腻。

🎋 心肾阴虚怔忡案 🎋

周　诊脉左寸空虚，尺部细弱。显系心阴不足，则神志易动，以致汗多怔忡，兼之，则丹田不固，复加梦多遗泄。拟用归脾汤合固精丸治之。

东洋参一钱半　白归身二钱　白茯神二钱　炙甘草一钱　炒处术一钱半　远志筒一钱半　广木香六分　固精丸三钱，吞送　炙叙芪三钱　酸枣仁三钱（《阮氏医案》）

🔘【评议】　左寸空虚，尺部细弱，寸以候心，尺以候肾，心阴不足，肾阴衰愈，法当心肾兼顾。方取归脾汤、固精丸合而治之。归脾汤中参、术、芪、甘草之甘温，所以补脾；茯神、远志、枣仁之甘温酸苦，所以补心，当归滋阴而养血，木香行气而舒脾，行血中之滞。以汤剂送服丸剂之服药法，既取汤之效捷，速生心血，又彰丸之持久，而久固肾阴。

🎋 血虚脾湿怔忡案 🎋

邹　妇人大衍之年①，天癸既绝，多思劳神，心

---

①　大衍之年：指五十岁。《周易系辞上传》曰："大衍之数五十，其用四十有九。"

血尤虚；复加脾湿薰蒸，故犯怔忡之病，时刻难安。拟以养心汤加减治之。

炙甘草一钱　白茯神三钱　半夏曲二钱　北五味八分炙叙芪三钱　白归身二钱　紫安桂八钱　酸枣仁三钱　紫丹参，三钱　柏子霜钱半　远志筒钱半　西琥珀八分（《阮氏医案》）

● 【评议】　天癸既绝，气血渐亏；思虑伤脾，复加脾湿，健运失职，生化乏源，心血尤虚。治心虚血少、惊惕不宁首选《仁斋直指》养心汤。方中参、芪以补心气，芎、归以养心血，二茯、远志、柏仁、枣仁、五味以宁心安神，更用半夏曲和胃化痰以助运，辣桂辛散以制酸收，甘草调和诸药，共成益气补血，养心安神之功。本案以丹参易人参，一防人参过补碍湿，二助当归以活血生新。妙在酌加八分琥珀，镇惊安神，散瘀生新。《名医别录》谓之可"安五脏，定魂魄，消瘀血"。

❀ 木火扰心怔忡案 ❀

余　素因思虑过度，有伤心脾，复加郁怒动肝，乃木火内燔，而营阴消耗，以致亢阳内扰，故怔忡不安，刻饥嘈杂，甚则呕吐酸水，腹痛背胀，兼之月事不调，经来迟早。治以养血安神，可冀向安。

西归身三钱　紫丹参三钱　远志筒钱半　川桂枝钱半　生白芍三钱　白茯神三钱，辰砂拌　酸枣仁三钱　炙甘草一钱　合欢皮三钱　川百合钱半　紫石英三钱（《阮氏医案》）

●【评议】《类证治裁·不寐》曰："阳气自动而之静，则寐；阴气自静而之动，则寤。不寐者，病在阳不交阴。"本案乃木火内燔，营阴被耗，虚阳被扰，症见怔忡不安。究其木火妄动之根本，乃因思虑劳倦，心脾受损，阴血不足所致。阴血为本，肝火为标，病在心、肝、脾三脏。《金匮要略》："虚劳虚烦，不得眠，酸枣仁汤主之。"故以酸枣仁汤为底，取桂枝汤调和营卫之意，酌加安神之品，共奏养血安神之效。其妙在一味紫石英，味甘温而能和中，补心血之不足；质重而能降气止吐，入于冲脉之底而调女子月事；纳虚浮之气以制亢阳。

❀ 郁伤心脾惊悸案 ❀

张　郁伤心脾，经脉不和，心胸悸动，寤而不寐，饮食无味，略兼咳嗽。宜调养怡情，是为正治。

白茯神三钱　广郁金钱半　全当归三钱　佛手花八分

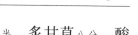

远志筒钱半　北沙参三钱　生香附钱半　炙甘草八分　酸枣仁三钱　紫丹参三钱　玫瑰花八朵（《阮氏医案》）

❀【评议】　本例心悸得之情怀抑郁，心脾受伤，即《黄帝内经》"二阳之病发心脾"是也。故药用理气解郁，养心安神之品。然则病由情志内伤而发，故案中强调"宜调养怡情"，待守药饵，未足恃也。

❀ 饮停心下悸动案 ❀

曹　产后血海空虚，冲气妄行，上逆则心神烦躁，胸胁刺痛；下注则少腹绞痛，血水淋漓；兼之命火衰微，中阳不运，饮停心下而悸动，甚则呕吐清水。舌苔白滑，脉来弦紧。拟用温肾化湿，佐以养血和肝。

紫石英三钱　淡吴萸六分　川桂枝六分　炒处术一钱半　白茯苓二钱　酒白芍一钱半　炒艾叶六分　炙甘草六分　紫瑶桂六分　白归身一钱半

❀【评议】　冲气上逆，桂枝加桂，重用石英，益血暖宫，镇心定惊。上下皆病，治其中，诸阳亏虚，取其肾，温肾以培元，化湿以健中，养血和肝顾护血海。

🌸 水气凌心惊悸案 🌸

何　诊脉两寸微弱，关尺弦滑，舌苔白滑。此系湿困中宫，脾阳不运，水谷之精微蕴结而为痰，兼有梦遗之症。肾阳衰备，邪水横行，上凌火位则惊悸，蒙闭清阳则眩晕，下阻气化则小便短黄，外停经络则四肢酸倦。总是火土衰微，水木相侮，拟用调中化湿，佐以温补通阳。

白茯苓三钱　生白术二钱　水法夏一钱半　别直参八分　川桂枝八分　炙甘草八分　广陈皮一钱　淡附片八分　紫瑶桂六分　明天麻八分　薏苡仁三钱

又　服前药稍觉见效，但痰饮未得清楚，而真元不能复旧。再拟温补调元，兼化痰逐饮法。

高丽参一钱　白茯苓二钱　广陈皮一钱　淡附片六分　晒冬术二钱　炙甘草八分　水法夏一钱　油瑶桂六分　明天麻一钱　薏苡仁三钱　远志筒一钱　大麦冬一钱半（《阮氏医案》）

🌸【评议】　以上二例惊悸，均为水饮凌心所为，方中桂枝、茯苓、白术、炙甘草即《金匮要略》"病痰饮者当以温药和之"的代表方苓桂术甘汤，用之颇为的当，读后启发良多。

越鞠丸加味治情郁心悸案

尤　七情怫郁，气不舒畅，致郁热湿浊上蒸，心下燔灼悸动，似乎微痛；或木火凌胃，刻饥嘈杂。治法不外乎宣通解郁。

生香附_{钱半}　抚芎劳_{八分}　白茯神_{三钱}　紫石英_{三钱}　六神曲_{钱半}　南京术_{钱半}　水法夏_{钱半}　水云连_{八分}　生山栀_{钱半}　绍紫朴_{八分}　家苏叶_{八分}　淡吴萸_{八分}　（《阮氏医案》）

【评议】　朱丹溪尝谓："气血冲和，万病不生，一有怫郁，诸病生焉。"本例之悸动，乃由情志怫郁，郁久化火，燔灼心下所致，故以《丹溪心法》治气、血、痰、湿、食、热"六郁"的越鞠丸为主方，可谓恰到好处。此等惊悸的病因病机，临床颇为常见，本例治法足资参考。

心阴不足怔忡案

周　诊脉左寸空虚，尺部细弱。显系心阴不足，则神志易动，以致汗多怔忡，兼之肾阴衰惫，则丹田不固，复加梦多遗泄。拟用归脾汤合固精丸治之。

东洋参_{一钱半}　白归身_{二钱}　白茯神_{二钱}　炙甘草_一

钱　炒处术一钱半　　远志筒一钱半　　广木香六分　　固精丸三钱，吞送　炙黄芪三钱　酸枣仁三钱（《阮氏医案》）

❀【评议】　归脾汤是治心脾两虚而致怔忡的常用方，历代验案颇多。本例因其阴虚为主，用药似嫌偏于温补，宜加地黄而成黑归脾汤，再加麦冬、天冬，更合病情。

归脾汤加减治血虚怔忡案

郑　《经》言心主血，肝藏血，脾统血。每次经来如崩漏之状，均系三脏各失其司，约制无权，红潮洋溢，以致血海空虚，气无所归，故冲阳上犯君主，心如悬荡，跳动不堪，此乃怔忡之险症也。理宜补血安神，镇纳冲气，拟此服二三剂然后再商。

东洋参钱半　　白归身三钱　　远志筒钱半　　紫石英三钱炒处术二钱　　酸枣仁三钱　　制香附钱半　　炙叙芪三钱　　白茯神二钱　　紫丹参三钱　　辰砂冬三钱　　炙甘草一钱　　上药送下补心丹三钱（《阮氏医案》）

❀【评议】　本例怔忡由崩漏去血过多，心失所养所致，观其处方用药，一派补气养血、宁心安神之品，洵为至当。值得留意的是，本案理法方药一应俱全，文句表述精采，读来朗朗上口，值得品味。

附 论 文

病毒性心肌炎治法集粹

病毒性心肌炎是一种由病毒引起的心肌炎症性改变，多见于儿童和青壮年，男性多于女性。发病前1~4周常有感冒等上呼吸道感染或消化道感染的病史，患者可出现低热，咽痛，咳嗽，腹部隐痛，腹泻和全身不适等症状。轻症病人可无明显的心血管方面的自觉症状，有些人感到心前区不适，胀闷或隐痛，心慌，气急，喘憋，乏力，汗出及周身肌肉酸痛等；重症患者可出现心功能不全、心律不齐、休克等危象，甚至猝然死亡。心电图可显示心律失常，ST段和T波的改变等，并且在短期内容易发生变化，有助于本病的诊断。

根据病情变化和病程长短，一般将本病分为急性期、恢复期、慢性期、后遗症期四期。

中医认为本病的发生是由于正气虚弱，复感于邪，内舍于心而成，属于"心悸""怔忡""心痹"等病证的范畴。

一、辨证论治述要

本病初期热毒内犯较为显著，病至中、后期，瘀血与虚证逐渐突出，往往形成虚、毒、瘀三者相互交错之证。根据其临床表现，一般可分以下几个类型：

1. 热毒侵心型

证见发热，心悸怔忡，胸闷心烦，或心前区疼痛，溲赤便干，舌质红，苔薄黄，脉数或结代。治宜清热解毒。方用银翘散合竹叶石膏汤加减。常用药物银花、连翘、黄芩、麦冬、苦参、板蓝根、防风、淡竹叶、五味子、生甘草、黄连之类。

2. 湿热壅阻型

证见素体痰湿较盛，复感湿热之邪，身热不扬，肢体疼重，胸闷心悸，胃纳呆滞，便溏或腹泻，舌质红，苔黄腻，脉濡数或结代。治宜清热化湿，解毒宁心。方用甘露消毒丹加减。常用药物板蓝根、薏苡仁、淡黄芩、滑石、苦参、石菖蒲、藿梗、白豆蔻、生甘草之类。

3. 气阴两虚型

证见心悸怔忡，周身乏力，胸闷气短，夜寐多

梦，口干心烦，面色无华，舌质嫩红少津，苔薄，脉
细数或结代。治宜益气养阴，宁心安神。方用生脉散
合甘麦大枣汤加减。常用药物太子参、生黄芪、生
地、麦冬、白芍、黄精、淮小麦、炒枣仁、柏子仁、
五味子、炙甘草、大枣之类。

4. 心脾两虚型

证见心悸怔忡，气短乏力，胸闷不适，失眠健
忘，头晕目眩，食少纳呆，舌淡，苔薄白，脉细弱或
结代。治宜益气补血，健脾养心。方用归脾汤合炙甘
草汤加减。常用药物生黄芪、丹参、炒枣仁、党参、
茯神、当归、麦冬、白芍、炙甘草、地黄、阿胶珠、
大枣之类。

5. 阴虚火旺型

证见心悸怔忡，五心烦热，少寐多梦，眩晕，盗
汗，舌红少津，苔少或光，脉细数或结代。治宜滋阴
降火，安神宁心。方用天王补心丹加减。常用药物生
地、茯神、人参叶、麦冬、当归、玄参、苦参、炒枣
仁、丹参、远志、青龙齿、柏子仁、五味子之类。

6. 心阳亏损型

证见胸闷气短，心悸怔忡，四肢不温，面色苍
白，纳少便溏，或肢体浮肿，舌淡或胖嫩，苔薄白，
脉沉细无力或沉缓。治宜益气温阳，养心安神。方用

真武汤合五苓散加减。常用药物淡附片、桂枝、生黄芪、带皮茯苓、白芍、白术、泽泻、炙甘草、红参、干姜、大枣之类。

7. 痰浊阻滞型

证见素体肥胖，胸闷憋气，心悸气短，头晕且胀，纳呆或有泛恶，舌苔白腻，脉濡或结代。治宜化痰利湿，宣通心阳。方用瓜蒌薤白汤合涤痰汤加减。常用药物全瓜蒌、薤白、制南星、姜半夏、枳实、橘红、茯苓、党参、当归、厚朴、桂枝、菖蒲、甘草之类。

8. 心脉瘀阻型

证见胸闷心悸，有时心前区刺痛，或见颈部青筋暴露，唇甲青紫，舌质黯或有瘀点瘀斑，脉涩或结代。治宜活血通络，理气止痛。方用血府逐瘀汤合失笑散加减。常用药物当归、赤芍、片姜黄、五灵脂、丹参、川牛膝、桃仁、川芎、生蒲黄、炒玄胡、郁金、红花之类。

此外有些患者起病急骤，病势危重，可突然间出现面色苍白，汗冷肢厥，唇指紫绀，脉象微弱，血压下降等虚阳外脱的危重征象，此乃毒侵心脉，正难敌邪，以致正衰毒陷，阴竭阳脱。如不及时抢救，可导致死亡，有资料立此为一型，鉴于临床病例较少，故不另作分型，治疗遵回阳救逆大法，方如参附汤、四逆汤等。

二、单方验方选介

1. 黄芪丹参生脉饮

【组方】黄芪30克，丹参30克，党参15克，五味子15克，当归15克，麦冬15克，川芎12克，炙甘草6克。

水煎服，每日1剂，每剂药煎2次，早晚各服1次。30天为1疗程。

【功用】益气养阴，活血补血。适用于病毒性心肌炎。

【加减】有外感证者加金银花、连翘、板蓝根各20克；胸闷重者加瓜蒌20克，郁金15克；瘀血阻络，心前区痛甚者加赤芍15克，三七粉3克（冲服）；阴虚重者加沙参、天冬各15克；纳差腹胀者加木香10克，砂仁6克；水肿者加车前子18克，泽泻15克；失眠多梦加炒枣仁25克，合欢皮、远志各15克；合并快速型心律失常者加苦参30克，黄连10克，珍珠母、生龙骨各15克；缓慢性心律失常属心阳虚者加附片、桂枝各10克，炙甘草加至15克。

【疗效】共治疗54例，治愈21例，有效29例，无效 4 例。总有效率 92.59%。

【出处】董方. 陕西中医，1999，20（9）：405

2. 二参甘草汤

【组方】丹参 20~40 克，苦参 10~20 克，炙甘草 20~50 克。

每日 1 剂，连服 5 个月。

【功用】活血化瘀，清热解毒，益气复脉。适用于病毒性心肌炎心律失常。

【加减】热毒侵心型合银翘散加减以清热解毒；气阴不足型合生脉散加减以理气养阴宁心；气滞血瘀型合血府逐瘀汤加减以理气活血；痰湿内阻型合二陈汤加桂枝、瓜蒌以燥湿化痰，温通心阳。

【疗效】共治疗 160 例，结果临床治愈 56 例，占 35.0%；显效 60 例，占 37.0%；好转 28 例，占 17.5%；无效 16 例，占 10.5%。总有效率为 89.5%。

【出处】谢爱华. 湖南中医杂志，1997，13（4）：28

3. 心脉宁

【组方】生黄芪 20 克，白参 10 克，麦冬 15 克，生地 15 克，丹参 15 克，酸枣仁 10 克，五味子 5 克，炙甘草 6 克。

日 1 剂，水煎分 2 次服。

【功用】益气养阴，宁心复脉。适用于病毒性心肌炎。

【加减】邪毒侵心者加板蓝根30克，银花15克，连翘15克，牛蒡子10克，桔梗10克；气虚为主者改生黄芪30克，白参15克，炙甘草20克；以阴虚为主者改生地20克，加玄参15克，沙参15克；并发期前收缩且心悸明显者加龙齿20克，珍珠母20克，苦参10克；胸闷胸痛并有ST-T改变者加瓜蒌壳15克，薤白10克；合并Ⅱ度以上房室传导阻滞者重用生黄芪、白参、炙甘草，并加桂枝10克。

【疗效】共治疗35例，结果显效23例，有效9例，无效3例。总效率为91.4%。

【出处】罗水泉. 湖南中医杂志，2000，16（6）：12

4. 养心解毒汤

【组方】黄芪30克，丹参30克，党参15克，麦冬15克，连翘15克，银花15克，板蓝根15克，当归15克，五味子10克。

水煎分服，每日1剂。15天为1疗程，治疗2~3个疗程。

【功用】益气养阴，清热解毒，活血化瘀。适用于病毒性心肌炎。

【加减】胸闷者加瓜蒌；瘀血阻络，心前区痛甚者加三七、郁金；失眠多梦者加炒枣仁、合欢皮；四肢厥冷者加附子、干姜；纳呆腹胀者加木香、砂仁；水肿者加车前子、泽泻。

【疗效】共治疗 35 例，结果显效 21 例，有效 11 例，无效 3 例。总有效率 91.4%。

【出处】张连明. 浙江中医杂志，1997，（4）：153

5. 宁心安神汤

【组方】黄芪 30 克，夜交藤 30 克，熟地黄 15 克，山药 15 克，茯苓 15 克，麦门冬 15 克，生龙骨 15 克，生牡蛎 15 克，生地黄 10 克，旱莲草 10 克，女贞子 10 克，五味子 10 克，地骨皮 10 克，陈皮 10 克，丹参 10 克。

每日 1 剂，分 3 次口服。1 个月为 1 个疗程。

【功用】滋肾养心宁神。适用于青少年病毒性心肌炎。

【加减】胸痛加延胡索 10 克；感冒加金银花、板蓝根各 10 克，牛蒡子 15 克；心动过缓加麻黄 15 克，附子 10 克；频发室性期前收缩加黄连 10 克，苦参 5 克。

【疗效】共治疗 150 例，结果治愈 84 例，占 53.6%；好转 52 例，占 34.6%；无效 14 例，占 11.8%。

【出处】周喜忠. 中医药学报，2000，（2）：6

6. 导赤散

【组方】生地 20 克，木通 6 克，甘草梢 6 克，竹叶 10 克。

1 日 1 剂，水煎分 2 次服。3 个月为 1 个疗程。可连用 2 个疗程。

【功用】清心泻火，凉血安神。适用于病毒性心肌炎。

【加减】胸闷加丹参、川芎、枳实；心悸加酸枣仁、茯神、远志；气急、乏力加万年青根、北五加皮、太子参；心前区痛加赤芍、三七、延胡索、红花；期前收缩加大甘草剂量，可用至 20 克；身热、口干酌加连翘、板蓝根、玉竹、麦冬等。

【疗效】共治疗 56 例，2 个疗程后，痊愈 42 例，占 75%；好转 11 例，占 19.64%；无效 3 例，占 5.36%。总有效率 94.64%。

【出处】周端风. 江苏中医，1998，19（5）：16

7. 养心汤

【组方】黄芪 15～30 克，茯苓 15～20 克，茯神 15～20 克，当归 15～20 克，川芎 10～15 克，炙甘草 5～10 克，半夏 10～15 克，柏子仁 10～20 克，酸枣仁 10～20 克，远志 10～20 克，人参 10～15 克，肉桂 5～10 克。

每日 1 剂，水煎，分早晚 2 次服，1 个月为 1 个疗程。

【功用】益气温阳，养心宁神，化痰活血。适用于病毒性心肌炎。

【加减】外感时加金银花 10~20 克，连翘 15~20 克；胸闷重者加合欢皮 15~20 克，郁金 15~20 克。

【疗效】共治疗 90 例，结果痊愈 81 例，好转 7 例，无效 2 例。总有效率为 97.7%。

【出处】高明莉．黑龙江中医药，1997，(6)：34

8. 五参汤

【组方】党参 9~30 克，丹参 6~20 克，玄参 6~20 克，沙参 6~30 克，苦参 4~10 克。

每日 1 剂，分 3 次煎服。30 剂为 1 疗程。

【功用】补气养心，化瘀通脉。适用于病毒性心肌炎。

【加减】兼表证，心悸怔忡而伴发热咽痛身楚者加板蓝根、连翘；气阴两虚重症，胸闷心悸伴气短乏力，劳则更甚，虚烦不安者加黄芪、当归、大枣、茯神、炙远志；痰瘀闭阻，胸闷心悸伴心前区隐痛明显者加瓜蒌、薤白、枳壳；心阴阳两虚，胸闷心悸，伴四肢不温，面色淡白而脉结代者加炙甘草、大枣、桂枝。

【疗效】共治疗 46 例，其中急性期 26 例，恢复期 20 例。结果急性期 26 例中，痊愈 24 例，占 92.31%；好转 1 例，占 3.85%；无效 1 例，占 3.85%。总有效率为 96.16%。恢复期 20 例中，痊愈 19 例，占 95%；好转 1 例，占 5%。总有效率为 100%。

【出处】彭荔. 湖南中医杂志，1999，15（3）：2

9. 调律汤

【组方】太子参 30 克，丹参 30 克，银花藤 30 克，麦冬 15 克，苦参 15 克，瓜蒌 15 克，连翘 15 克，远志 10 克，五味子 10 克，炙甘草 10 克。

每日 1 剂，水煎早晚分服。1 个月为 1 个疗程。

【功用】益气养阴，活血通脉，清热散邪。适用于病毒性心肌炎后心律失常。

【疗效】共治疗 30 例，结果临床显效 20 例，有效 8 例，无效 2 例。总有效率 93%。

【出处】尤琼敏. 四川中医，2000，18（4）：27

10. 生脉散加味

【组方】人参 10 克，麦冬 10 克，五味子 6 克，大青叶 15 克，板蓝根 15 克，蒲公英 15 克，丹参 15 克，甘草 6 克。

水煎服，每日 1 剂。年龄大于 6 岁分 2 次服，年龄小于 6 岁日频服。1 个月为 1 疗程。

【功用】益气养阴，清热解毒，活血化瘀。适用于小儿病毒性心肌炎。

【疗效】共治疗 36 例，结果显效 25 例，占 69.4%；有效 6 例，占 16.7%；无效 5 例，占 13.9%。

【出处】吕红粉. 四川中医，1999，17（10）：40

11. 二黄温胆汤加减

【组方】黄芪 60 克，黄连 10 克，姜半夏 10 克，陈皮 5 克，茯苓 10 克，茯神 10 克，姜竹茹 10 克，炒枳壳 10 克，生甘草 10 克，大枣 5 枚，生姜 3 片。

加水适量煎汁，每天 2 次口服。

【功用】补气扶正，清热解毒，利胆宁心。适用于急性病毒性心肌炎。

【加减】疾病初期（1~2 个月内），可加苦参 10 克，板蓝根 30 克，蒲公英 15 克，以增强抗病毒作用；心悸较甚者加龙齿 30 克（先煎），灵磁石 30 克（先煎），酸枣仁 10 克；胸闷尤重者加川芎 10 克，郁金 10 克，丹参 30 克；慢性期正虚邪存者可加沙参 10 克，麦冬 10 克，蚤休 10 克。

【疗效】共治疗 268 例，服药 1 个月，痊愈 17 例，显效 101 例，有效 64 例，无效 86 例，痊愈率 6.34%。服药 3 个月，痊愈 173 例，显效 45 例，无效

32 例,痊愈率 64.55%。服药 6 个月,痊愈 254 例,显效 5 例,有效 3 例,无效 6 例,痊愈率 94.77%。

【出处】李毅. 上海中医药杂志,2000,(7):23

12. 清心康

【组方】虎杖 15 克,贯众 15 克,苦参 15 克,黄芪 15 克,丹参 12 克,麦冬 12 克,炙甘草 12 克,五味子 12 克。

每日 1 剂,水煎 2 次,共 500 毫升,早晚分服。

【功用】清心解毒,益气养心,散瘀通脉。适用于病毒性心肌炎。

【疗效】共治疗 36 例,痊愈 23 例,好转 10 例,无效 3 例。总有效率 91.7%。

【出处】唐胜英. 陕西中医,2001,22(2):74

13. 加味生脉饮

【组方】西洋参(单煎)3 克,麦冬 15 克,五味子 10 克,生地 15 克,玉竹 15 克,黄芪 15 克,当归 15 克,川芎 15 克,丹参 15 克,益母草 15 克,炙甘草 10 克。

日 1 剂,水煎,分 3 次服。2 周为 1 个疗程。

【功用】养阴益气,活血补血。适用于病毒性心肌炎。

【加减】胸闷加瓜蒌 15 克,薤白 15 克,佛手 10

克；心慌甚，心率快者，去西洋参，加苦参 10 克，黄连 10 克；心慌、心率慢者，加制附子（先煎）3 克，红参（单煎）6 克；伴面部及下肢浮肿者，加葶苈子 15 克，车前子（包煎）15 克。

【疗效】共治疗 36 例，治愈 32 例，占 88.8%；好转 2 例，占 5.6%，无效 2 例，占 5.6%。总有效率 94.4%。

【出处】牛葆生.河南中医药学刊，1999，14 (4)：51

14. 益心汤

【组方】紫草 10 克，白薇 10 克，玉竹 10 克，马勃 10 克，苦参 10 克，白术 10 克，防风 10 克，黄芪 30 克，炙甘草 40 克，蒲公英 20 克，板蓝根 15 克，大青叶 15 克，龙齿 12 克，琥珀 3 克（冲服）。

水煎服，每日 1 剂，早晚分服。

【功用】清热解毒，益气养阴，镇心安神。适用于病毒性心肌炎。

【加减】若温毒外袭，恶寒发热，咽痛，加金银花、连翘；若气阴两虚，少气乏力，心烦失眠，加五味子、麦冬、黄精；若气阳两虚，形寒怕冷，面浮，脉迟，加人参、附子、桂枝、仙灵脾；若气滞血瘀，胸闷胸痛，舌下有瘀点，加桃仁、红花、当归、赤芍、枳壳。

【疗效】共治疗 76 例，结果痊愈 48 例，占 63.2%；显效 23 例，占 30.2%；有效 4 例，占 5.3%；无效 1 例，占 1.3%。总有效率为 98.1%。

【出处】吴建平，等. 四川中医，1997，15（2）：23

15. 贯众解毒汤

【组方】贯众 20 克，黄芪 20 克，西洋参 5 克，丹参 10 克，当归 10 克，川芎 10 克，郁金 10 克，银花 15 克，板蓝根 15 克，蒲公英 15 克，甘草 5 克。

水煎早、晚服，每日 1 剂。1 个月为 1 疗程。

【功用】养心解毒，活血通络。适用于病毒性心肌炎。

【加减】初起有表证，邪热炽盛者加荆芥、连翘；心气不足，心阳不展者加桂枝、附子片；脾虚者，加山药、白术。后期气阴耗伤者，加沙参、麦冬、五味子等；气滞血瘀，经脉闭阻者，加田三七、红花、全瓜蒌；心动过速者，加磁石、琥珀；心动过缓者，加附子片、辽细辛等；心律不齐，期前收缩频繁者，加五加皮、苦参、远志等。

【疗效】共治疗 64 例，结果临床治愈 55 例，占 85.9%；有效 7 例，占 10.9%；无效 2 例，占 3.2%。

总有效率为 96.8%。

【出处】郭云露. 四川中医，1998，16（4）：26

16. 参芪养心汤

【组方】潞党参 15~30 克，黄芪 15~30 克，当归 9~15 克，川芎 9~15 克，白术 9~24 克，丹参 15~30 克，郁金 6~9 克，炒酸枣仁 15~30 克，桂圆肉 12~24 克，炙远志 6~9 克，柏子仁 9~24 克，瓜蒌 9~24 克，薤白 9~15 克，大枣 5~10 枚，枳壳 9~12 克，厚朴 9~12 克，茯神 9~15 克，云苓 6~9 克，炙甘草 3~6 克。

每日 1 剂，1 日 3 次煎服。1 个月为 1 疗程。

【功用】补益心气，滋养心阴，温通心阳，活血化瘀。适用于病毒性心肌炎。

【加减】外感时加板蓝根 6~12 克，连翘 6~12 克；胸闷重者加合欢皮 6~9 克，佛手 6~9 克。

【疗效】共治疗 70 例，结果痊愈 68 例，好转 1 例，无效 1 例。总有效率为 98.6%。

【出处】刘孝贤. 中医杂志，1988，（11）：49

17. 舒心汤

【组方】瓜蒌 20 克，党参 20 克，黄芪 20 克，酸枣仁 20 克，柏子仁 20 克，薤白 15 克，五味子 15 克，炙甘草 15 克，桂枝 3 克，当归 10 克，川芎 10 克，丹参 10 克。

水煎服，每日 1 剂。

【功用】益气通阳，活血化瘀。适用于小儿病毒性心肌炎。

【加减】心神不宁，加用朱砂、龙齿、远志、茯苓等；心血不足，加用龙眼肉、茯神、木香、大枣；阴虚火旺，加用朱砂、生地黄、玄参、黄连；心阳不足，加用龙骨、牡蛎、人参、附子；饮邪上犯，加用茯苓、甘草、半夏、生姜；瘀血阻络，加用桃仁、红花、赤芍、香附等药。

【疗效】共治疗 60 例，结果治愈 36 例，占 60%；显效 12 例，占 20%；有效 7 例，占 12%；无效 5 例，占 8%。总有效率 92%。

【出处】何桂华. 中医药信息，2001，18（4）：34

18. 参七饮

【组方】党参 20 克，太子参 30 克，丹参 30 克，玄参 10 克，苦参 10 克，田七 6 克，黄芪 30 克，麦冬 20 克，五味子 10 克，炙甘草 10 克。

每日 1 剂，分早、晚 2 次水煎服。

【功用】益心气，养心阴，活血化瘀。适用于病毒性心肌炎。

【疗效】共治疗 66 例，治愈 47 例，显效 9 例，有效 8 例，无效 2 例。总有效率 96.99%。

【出处】刘华强，等. 江西中医药，2000，31（3）：40

三、外治方药举隅

未见相关资料。

四、其他特色疗法选录

1. 针刺及穴位注射疗法

【选穴】心脾两虚取中脘、太渊、脾俞、公孙、内关、足三里、三阴交。心阴虚损取神门、内关、肾俞、足三里、三阴交。痰浊内阻取肺俞、心俞、膻中、巨阙、丰隆、内关、足三里、三阴交。气滞血瘀、心脉闭阻取膻中、脾俞、内关、足三里、阴陵泉、三阴交。心阳不振取百会、大椎、心俞、大陵、内关、足三里、三阴交。

【操作】每次选 4~8 穴，每天 1 次，30 次为 1 个疗程。穴位注射取黄芪注射液 2~4 毫升，每穴 0.5 毫升，每次 4~8 穴，取穴同针刺组，常规消毒，进针后有酸胀麻的感觉后无回血方可缓慢注射。针刺与穴位注射交替进行，每天 1 次，30 天为 1 个疗程。

【功用】疏经通络，宣调气血，调节阴阳。适用于病毒性心肌炎。

【疗效】共治疗 53 例，痊愈 32 例，有效 15 例，无效 6 例。总有效率 89%。

【出处】朱伟民. 上海针灸杂志，1998，17（1）：13

2. 穴位敷贴疗法

【选穴】第 1 组：膻中配厥阴俞；第 2 组：巨阙配心俞。

【操作】中药组成：黄芪 20 份，沙参 15 份，丹参 20 份，党参 15 份，苦参 10 份，冰片 1 份，将冰片以外的各药混合研磨成细末，涂于绵纸上，成直径 10 毫米、厚度 2 毫米的圆饼，然后将冰片粉撒于圆饼上，用胶布粘贴于穴位上，每日穴位敷贴 1 次，两组穴交替使用，10 次为 1 疗程。治疗 3 个疗程，共30 天。

【功用】俞募相配，补气活血，解毒宁心。适用于病毒性心肌炎。

【疗效】共治疗 20 例，其中房性早搏总有效率为95%；室性早搏总有效率为 90%。

【出处】李建萍. 中国针灸，2003，23（5）：255

五、中医药治疗的优势

病毒性心肌炎是属于病毒性疾病，目前西医还缺乏高效的抗病毒药物，因此治疗颇感棘手，疗效尚不满意，而中医药对病毒性疾病包括病毒性心肌炎的治疗有明显优势。众所周知，不少中药如板蓝根、银花、大青叶、贯众等不仅临床上用于病毒性疾病疗效较好，而且也得到了现代实验研究的证实。又如中药复方黄芪生脉饮和单味中药黄芪、西洋参、麦冬、五味子等有明显增强机体免疫力，改善心肌供血等作用；而中药复方五参汤（丹参、苦参、党参、玄参、沙参）及单味中药苦参、甘松等临床和实验研究表明有抗心律失常的效果，为治疗病毒性心肌炎的常用方药。更值得指出的是，近年来活血化瘀方药广泛应用于本病后遗症的治疗，能改善心肌供血和心肌纤维化，使疗效有明显提高。尤为可贵的是，中医治疗本病不仅是针对某些具体症状，而是从整体观出发，致力于整体调节，强调治病求本或标本兼治，这无疑是中医药主要优势所在。此外，中药副作用小，适合长期服用的优点，自不待言。

六、小结与展望

中医中药治疗病毒性心肌炎临床报道较多，经对所搜集到的验方统计，临床常用的方剂有生脉散、炙甘草汤、养心汤、导赤散、黄连温胆汤、泻心汤等，可供临床使用和研究参考。

本病贵在早发现、早治疗，因此需要运用西医学的检查方法，及早明确诊断，以利早期治疗，这样中医中药治疗收效当更佳。如耽搁诊断，延误治疗时机，可演变为病毒性心肌炎后遗症，治疗殊非易易，甚至造成不良后果。

总的来看，中医治疗本病的疗效尚不甚理想，表现在治愈率欠高，有待今后深入临床观察和研究，以期进一步提高临床疗效。（录自王英、盛增秀主编的《常见优势病种治法集粹》人民卫生出版社 2009 年 12 月出版，本文做了调整与修改）

古代医家对心悸病名、 病因、 病机的认识及用药经验

心悸，是指病人自觉心中悸动、惊惕不安、甚则不能自主的一种病证。根据本病的临床表现，各种原

因引起的心律失常，如心动过速、心动过缓、过早搏动、心房颤动或扑动、房室传导阻滞、病态窦房结综合征、预激综合征以及心功能不全，一部分神经官能症等，如具有心悸临床表现的，均可参照并辨证论治。回顾古代医家对心悸病名、病因、病机的认识过程，以及用药经验，有助我们今天在临床上更好治疗心悸病。

一、古代医家对心悸病名的认识

古代文献中心悸病证的相关病名很多，总的来看，出现最多的是"惊悸"和"怔忡"，其他尚有"心悸""悸""惊""怔忪""心忪""心忡""忪悸""心怔""心跳"等。

《说文解字》释"悸"为心动也。《黄帝内经》无心悸病名，有"惊""惕""惊骇"等记载。"心悸"与"悸"最早见于东汉张仲景《伤寒论》及《金匮要略》，《金匮要略》有"惊悸吐衄下血胸满瘀血病脉证治"篇，类似的描述还有"心中悸""心动悸""心下悸"等。此后，"惊悸"作为心悸病名在文献中逐渐固定下来。宋代《太平圣惠方·卷之二·诸疾通用药》按病分类，各病之后列举其通用治疗药物，其中就有"惊悸"。

"怔忡"，又作"怔悚"，首见于宋代《济生方·惊悸怔忡健忘门》，在自宋至清的文献中十分常见，是心悸的另一主要相关病名。至于"心忪""心忡""忪悸"以及"心怔"亦指"怔忡（怔悚）"。"心忪"一词最早见于唐·孙思邈《千金方·卷十四小肠腑方风癫第五》"针灸法"："惊怖心忪，少力，灸大横五十壮。"金·刘完素《素问玄机原病式》云："心胸躁动，谓之怔忡，俗云心忪。"明·戴思恭《秘传证治要诀及类方》："怔忡……俗谓心忡脉乱是也。"由此可见，"心忪"和"心忡"是怔忡的别名，宋代的方书中经常使用"心忪"，而"心忡"一词出现极少。

"忪悸"一词亦首见于《千金方·卷十九·肾脏方精极第四》"枣仁汤"条："治大虚劳，梦泄精，茎核微弱，气血枯竭，或醉饱伤于房室，惊惕忪悸。"戴思恭指出："怔忡，即忪悸也。"这起到了一定的规范作用，"忪悸"一词在其后的文献中逐渐消失。

"心怔"一词，主要见于《太平惠民和剂局方》，该书"治诸风"一门之牛黄清心丸、牛黄小乌犀丸、龙脑苓犀丸、防风丸等方主治中均有"心怔"。至于"心跳"是口语中的词汇，清代少数医家在著作中使用该词，如王清任《医林改错》、刘仕廉《医学集成》等。

明清医家注重相关病名的辨析，但各人理解不同。清·郑寿全《医法圆通》："惊、悸二证大有攸分，得视为一例。予意当以心惊为一证，心悸为一证，临证庶不至混淆，立法治之，方不错乱。"另有一些医家则提出了不同看法，清·程国彭《医学心悟·惊悸恐》："此三者，皆发于心，而肝肾因之。方书分为三分，似可不必。"

明·王肯堂《杂病证治准绳·悸》："悸即怔忡，而今人分为两条，谬矣。"清·程国彭《医学心悟·惊悸恐》："悸为心动，谓之怔忡。"明·汪机《医读·惊悸怔忡健忘》："悸则动摇，惊则恐怖；怔忡惕然，如人将捕。"明·楼英《医学纲目·肝胆部·惊悸怔忡》："惊者，心卒动而不安也。悸者，心跳而怕惊也。怔忡，亦心动而不安也。"清·刘默《证治百问·惊悸怔忡健忘》："悸者，恐怯之谓"，"盖怔忡者，心中有如物撞，谓之忡。忡者，忡逆之谓。忽然跳跃，谓之怔，怔者，振动之谓。"清·唐宗海《血证论》认为"怔忡俗名心跳"，而"悸者，惧怯之谓。"古代医家对心悸病名的不同称谓，反映了他们的认知过程，也为进一步探索其病因病机、选方用药奠定基础。

二、古代医家对心悸病因、病机的认识

确立了病名，只是辨治的第一步，只有对其病因、病机有深刻研究，才能为处方用药作精准指导。

《黄帝内经》把心悸病因病机概括为三类：①外感六淫。《素问·至真要大论》："运火炎烈，雨暴乃雹，胸腹满，手热，肘挛，腋肿，心澹澹大动。"同篇还说："诸病胕肿，疼酸惊骇，皆属于火。"②七情内伤。《素问·举痛论》："惊则心无所倚，神无所归，虑无所定，故气乱矣"。《灵枢·口问》："悲哀愁忧则心动，心动则五藏六府皆摇……"③饮食不节。《素问·生气通天论)》："味过于咸，大骨气劳，短肌，心气抑。"虽不够精细，却概括了大纲。

金·成无己在《伤寒明理论·卷中·悸》中提出，心悸的发生不外"气虚""停饮"二端。明·王肯堂在《证治准绳·杂病·悸》说："有汗吐下后正气内虚而悸者，有邪气交击而悸者，有荣卫涸流脉结代者则又甚焉。"此二人的观点概括了张仲景《伤寒论》对心悸病因病机的认识。

华佗《中藏经》专以脏腑立论，认为心悸与心、肝、胆关系密切，心血虚损、神失所守，肝热扰心、心神不安及胆腑实热、上扰心神三个方面为其主要病

因病机。王叔和《脉经·卷八·平惊悸呕吐下血胸满瘀血脉证第十三》则从脉象的变化分析心悸病机："胃气虚者，趺阳脉浮，少阳脉紧，心下必悸。何以言之？寒水相传，二气相争，是以悸。"

葛洪《肘后备急方·卷三·治卒得惊邪恍惚方第十八》专提情志因素可导致心悸："惊忧怖迫逐，或惊恐失财，或激愤惆怅，致志气错越，心行违僻不得安定"。

巢氏《诸病源候论》分析心悸病因病机较全面，认为人之气血调和，则心神安定，若素体虚劳、金疮失血、七情内伤、产后虚损、伤寒误治等多种因素导致心之气血受损而心神虚弱，再加上外有风邪乘虚而入，或内有水气上泛，则惊而悸动不定；并提出房劳损伤肾精可致惊悸："精藏于玉房，交接太数，则失精。失精者，令人怅怅，心常惊悸。"为有得之言。

孙思邈提出冬季温风伏邪致悸，并指出风眩、风癫二病常伴心悸。《备急千金要方·卷四妇人方下补益第一》："治女子遇冬天时行温风，至春夏病热头痛，热毒风虚，百脉沉重，下赤白，不思饮食，而头眩心悸。"《备急千金要方·卷十四小肠腑方风眩第四》："治心中惊悸而四肢缓，头面热，心胸痰满，头目眩冒如欲动摇。"《备急千金要方·卷十四小肠腑方风癫第五》："治五邪气入人体中，见鬼妄语，有所见闻，心悸跳动，恍惚不定。"王焘《外台秘要·卷第八·五噎方三首》载《古今录验》五噎丸，对五噎与心悸的关系做了分析："气噎者，心悸，上下不通，噫哕不彻，胸胁苦痛；忧噎者，天阴苦厥逆，心下悸动，手足逆冷；劳噎者，苦气隔，胁下支满，胸中填塞，令手足逆冷，不能自温；食噎者，食无多少，唯胸中苦塞常痛，不得喘息；思噎者，心悸动喜忘，目视，此皆忧恚嗔怒，寒气上逆胸胁所致。"

《太平圣惠方》提出心脏中风可致心悸。《太平圣惠方·卷第四治心脏中风诸方》曰："夫体虚之人，腠理疏泄，风邪外伤，搏于血脉，入于手少阴之经，则心神颠倒，言语謇涩，舌强口干，面赤头痛，翕翕发热，胸背拘急，手心热盛，但多堰卧，不得倾侧，松悸汗出，恍惚不安，此皆风邪伤于心经，致有斯候，故曰心中风也。"其发挥《诸病源候论》风惊悸之说，强调风虚合邪而致惊悸，称之为心脏风虚惊悸。《太平圣惠方·卷第四治心脏风虚惊悸诸方》："夫心虚则多惊，胆虚则多恐。此皆气血不实，腑脏虚伤，风邪所干，入于经络，心既不足，胆气衰微，故令神思恐怯而多惊悸也。"还提出了伤寒后心虚惊悸。《太平圣惠方·卷第十四治伤寒后心虚惊悸诸

方》："夫伤寒后虚损，心气不足，致多惊悸，此由邪
热乘于心也。心主于血，又主于神，血脉乱则神气不
定，故令惊悸也。"

《圣济总录》提出痈内虚导致惊悸。《圣济总录·
卷第一百二十八·痈疽门·痈内虚》论曰："痈内虚
者，营卫腐为脓血，经络不足，则五脏之气虚乏也。
其证多生虚热，而心神为之惊悸，以痈热不散，乘虚
而入，又心独恶热，故惊悸不定也。"记载了心悸的
肾虚证型，《圣济总录·卷第五十一·肾脏门·肾虚》
之补肾汤"治肾虚怔悸恍惚，花耳聋，肢节疼痛，皮
肤搔痒，小腹拘急，面色常黑，黄疸消渴"；把心悸
的发生与外科痈疮联系起来，并总结出肾虚心悸，有
临床指导意义。

陈无择《三因方》提出惊悸与怔悸有所不同，惊
悸属不内外因，怔悸为内因所致。"惊悸，则因事有
所大惊，或闻虚响，或见异相，登高涉险，梦寐不
醒，惊忤心神，气与涎郁，遂使惊悸，名曰心惊胆
寒，在心胆经，属不内外因"；"怔悸，则因汲汲富
贵，戚戚贫贱，久思所爱，遽失所重，触事不意，气
郁涎聚，遂致怔悸，在心脾经，意思所主，属内所
因。"此外还指出："或冒寒暑湿，塞闭诸经，令人忽
忽若有所失，恐恐如人将捕，中脘怔悸，此乃外邪，

非因心病。况五饮停蓄，闭于中脘，最使人怔悸，治属饮家。"

刘完素《素问玄机原病式》将心悸归之于热甚于内所致。《素问玄机原病式·六气为病·热类·惊》："惊，心卒动而不宁也，火主于动，故心火热甚也。"《素问玄机原病式·六气为病·热类·谵》："谵，多言也，言为心声，犹火燔而鸣，故心火热则多言，犹醉而心热，故多言也。或寐而多言者，俗云睡语，热之微也。若热甚，则睡痞而神昏不清，则谵语也。自汗、惊悸、咬牙皆然。所谓寐则荣卫不能宣行于外，而气郁于内；是故里热发也。"《素问玄机原病式·六气为病·火类·躁扰》："躁扰，躁动烦热，扰乱而不宁，火之体也。热甚于外，则肢体躁扰，热甚于内，则神志躁动，返复癫倒，懊憹烦心，不得眠也……故心胸躁动，谓之怔忡，俗云心忪，皆为热也。"《素问病机气宜保命集·卷上·病机论第七》："诸禁鼓栗，如丧神守，皆属于火。禁栗惊惑，如丧神守，悸动怔忪，皆热之内作。故治当以制火，制其神守，血荣而愈也。"

李杲对心悸病因病机的认识基于脾胃内伤、阴火上扰于心的观点。《脾胃论·卷中·清暑益气汤》："脾胃既虚，不能升浮，为阴火伤其生发之气，营血大亏，营气伏于地中，阴火炽盛，日渐煎熬，血气亏少；且心包与心主血，血减则心无所养，致使心乱而烦，病名曰挽。挽者，心惑而烦闷不安也。是清气不升，浊气不降，清浊相干，乱于胸中，使周身血逆行而乱。"《脾胃论·卷中·安养心神调治脾胃论》进一步讨论了阴火与心神的关系："夫阴火之炽盛，由心生凝滞，七情不安故也。心脉者，神之舍，心君不宁，化而为火，火者，七神之贼也。故曰阴火太盛，经营之气，不能颐养于神，乃脉病也。神无所养，津液不行，不能生血脉也。心之神，真气之别名也，得血则生，血生则脉旺，脉者神之舍。若心生凝滞，七神离形，而脉中唯有火矣。"

朱丹溪将惊悸、怔忡二者相区别，惊悸有时，怔忡无时，但二者病因病机相似，不离血虚、痰、火。《丹溪心法》："惊悸者，血虚，惊悸有时，以朱砂安神丸。痰迷心膈者，痰药皆可，定志丸加琥珀、郁金。怔忡者血虚，怔忡无时，血少者多，有思虑便动，属虚。时作时止者，痰因火动，瘦人多因是血少，肥人属痰，寻常者多是痰。真觉心跳者是血少，四物、朱砂安神之类。假如病因惊而得，惊则神出其舍，舍空则痰生也。

明清时期大量医著中对心悸病证病因病机的认识

大多没有超出前人范围，多是前人观点、经验的引用或总结。虞抟认为心悸病因主要为情志所伤，病机为心血不足，神明不安。除此之外，还有痰饮为患。《医学正传》："《内经》曰：心者，君之主官，神明出焉。夫怔忡惊悸之候，或因怒气伤肝，或因惊气入胆，母能令子虚，因而心血为之不足，又或遇事繁冗，思想无穷，则心君亦为之不宁，故神明不安而怔忡惊悸之证作矣。若夫二证之因，亦有清痰积饮，留结于心胞、胃口而为之者。"

王肯堂在刘完素基础上进行发挥，分析悸之为病与火的关系密切。《证治准绳》："君火之下阴精承之，相火之下水气承之，如是而动，则得其正而清净光明，为生之气也。若乏所承，则君火过而不正，变为烦热，相火妄动，既热且动。"还从心之阴阳气血的角度进一步论述："况心者神明居之。《经》曰'两精相搏之谓神'。又曰'血气者，人之神'，则是阴阳气血在心脏未始相离也。今失其阴，偏倾于阳，阳亦以失所承而散乱，故精神怔怔忡忡不能自安矣。"根据包络之火的特性，结合五脏之气化火，提出了"五脏有疾，皆能与包络之火合动而作悸"的观点。"包络之火，非惟辅心，而且游行于五脏，故五脏之气妄动者，皆火也。是以各脏有疾，皆能与包络之火合动而作悸。"

张景岳认为阴血虚损则宗气无根而致惊悸怔忡。《景岳全书·怔忡惊恐》曰："此证唯阴虚劳损之人乃有之，盖阴虚于下，则宗气无根，而气不归源，所以在上则浮撼于胸臆，则下则振动于脐旁，虚微者动亦微，虚甚者动亦甚，凡患此者，速宜节欲节劳，切戒酒色；凡治此者，速宜养气养精，滋培根本，若或误认为缺火而妄施清利，则速其危矣。"

但也有创新者。王清任《医林改错》强调血瘀为病，用血府逐瘀汤治疗心跳心忙，在心悸治疗方面，提出了活血化瘀新思路。张锡纯《医学衷中参西录》提出胸中大气下陷而致怔忡的新观点。张氏曰："是大气者，原以元气为根本，以水谷之气为养料，以胸中之地为宅窟者也。夫均是气也，至胸中之气，独名为大气者，诚以其能撑持全身，为诸气之纲领，包举肺外，司呼吸之枢机，故郑而重之曰大气。"认为心之神明以心之气血为凭依，若因心中之气血过于虚损，而致神明失其凭依，即使心机之动照常，并无亢进，但神明仍不能承受其震撼，故患者时觉心中跳动不安，脉象多微细，或兼数。

三、古代医家治疗心悸的经验

古代医家治疗心悸积累了丰富经验，概述如下：

东汉张仲景在《伤寒论》及《金匮要略》中治疗心悸常用方有：①治心阳不振之心悸，代表方为桂枝甘草汤；②治心气血虚之心悸，代表方为炙甘草汤；③治里虚不足之心悸，代表方为小建中汤；④治心肾阳虚水泛之心悸，代表方为真武汤；⑤治饮遏心阳之心悸，代表方为半夏麻黄丸；⑥治中阳不足、水饮内停之心悸，其表方为茯苓甘草汤；⑦治气滞阳郁之心悸，代表方为四逆散。仲景从正虚和水饮两个方面入手，脏腑以心脏为重点，甘草、桂枝、茯苓为常用药，简明扼要。

东晋陈延之《小品方·卷第一述增损旧方用药犯禁决》记载茯苓、远志二药治疗心悸的经验："茯苓主忧患惊怒恐悸，心下结痛，是镇心所宜也"；"远志主伤中，补不足，益智慧，补心宜用远志。"

唐孙思邈擅长运用风药治心悸，其作用可概括为：

1. **引经报使**　体现在间接引经和直接报使两类。《备急千金要方·卷十三·脉虚实第五》以防风丸（防风3两，桂心3两，通草3两，茯神3两，远志3

两，甘草3两，人参3两，麦门冬3两，白石英3两）补虚调中，治脉虚悸跳不定，乍来乍去。防风入足太阳经，木通入手足太阳经和手少阴经，防风与木通相配可引药入心经，此谓间接引经。清·张璐《千金方衍义》："脉虚而用桂心、石英、远志当矣，反用防风为主，兼木通同入手足太阳，引领人参、茯神等味归就心与小肠。"《备急千金要方·卷三·中风》以大远志丸（远志3两，甘草3两，茯苓3两，麦门冬3两，人参3两，当归3两，白术3两，泽泻3两，独活3两，菖蒲3两，薯蓣2两，阿胶2两，干姜4两，干地黄5两，桂心3两）治产后心虚不足，心下虚悸，志意不安，恍恍惚惚。方中以独活一味引领参、术补气，麦门冬、薯蓣养阴，当归、干地黄、阿胶补血，桂心通心阳，共入心经而气血阴阳俱补。清·黄宫绣《本草求真》："独活之气浊，行血而温养营卫之气。"

2. **调畅气机**　　《备急千金要方·卷十四·风虚惊悸第六》之治惊劳失志方，《千金方衍义》释："惊劳失志，总由心肾不交，虚风内动所致，故以茯神、远志交通心肾，龙骨、牡蛎镇摄虚风，桂心、防风遍达肝气，麦冬、甘草、大枣滋益心脾，实则虚风无隙可入矣。"防风具有疏肝理气、调畅气机之功。清·黄元御《长沙药解》："防风辛燥发扬，最泻湿土而达木郁，木达而风自息。"

3. 祛风除湿 《备急千金要方·卷十四·风虚惊悸第六》以远志汤治心气虚惊悸，善忘不进食。方中防风、羌活不仅祛风，又可除湿。元·王好古《汤液本草》谓羌活"搜肝风，泻肝气"。二药配伍，肝木条达，贼风平息，脾土健运，则湿邪可除，悸动易止。

4. 开郁散热 风药具有宣散郁热的作用，即"火郁发之"之义。《备急千金要方·卷十四·风眩第四》以薯预丸治头目眩冒心中烦郁、惊悸狂癫方。本病多由五脏劳损而成虚劳，劳则生热，热则生风，风阳上扰心神而致病。治疗上在补益气血、健运中焦的同时，以柴胡、防风开郁降火、祛风散热，桔梗、杏仁畅达气机，共奏标本并治之功。

5. 佐药助势 风药可以佐补益之品补而不滞，并助药力以达病所。《备急千金要方·卷十四·风虚惊悸第六》以大定心汤治心气虚悸，恍惚多忘，或梦魇志少不足，其中以防风助人参、白术、茯苓、干姜以健运中土。脾实则气血化源充足，心有所养，悸动可停。

宋·陈无择《三因极一病证方论》治疗惊悸首推温胆汤，此方由半夏、竹茹、枳实、橘皮、甘草、白茯苓组成，另加姜、枣煎服。方前有论云："治心胆虚怯，触事易惊，或梦寐不祥，或异象惑，遂致心惊胆慑，气郁生涎，涎与气搏，变生诸证，或短气悸乏，或复自汗，四肢浮肿，饮食无味，心虚烦闷，坐卧不安。"该方针对胆胃不和、痰热内扰而设。半夏为君，燥湿以化痰涎；竹茹为臣，清胆和胃除烦；佐以枳实、橘皮理气化痰，气顺则痰自消；茯苓健脾利湿，湿去则痰涎不生；使以甘草，益脾和中，协调诸药，煎加姜、枣，和脾胃而兼制半夏之毒。综观全方，可使痰热消而胆胃和，则惊悸等证自解。元·危亦林《世医得效方》有十味温胆汤，即以此方减清胆和胃之竹茹，加入益气养血、宁心安神之人参、熟地、五味子、酸枣仁、远志而成，更有化痰宁心、补养心神之效。

金元四大家治心悸各臻其妙。刘完素以火热立论，提出寒凉制火、镇涎平惊等法，《黄帝素问宣明论方·卷四·热门》大金花丸，主治"中外诸热，寝汗咬牙，睡语惊悸"等，由黄连、黄柏、黄芩、大黄组成，方后云："去大黄，加栀子，名曰栀子金花丸，又名既济解毒丸。"此皆大苦大寒之药，"中外诸热"所导致的惊悸等证自然随苦寒清利而消失。刘完素另有当归龙胆丸一方，谓其"治肾水阴虚，风热蕴积，时发惊悸，筋惕搐搦，神志不宁"等，在大金花丸的基础上另加当归、龙胆草、芦荟、青黛、木香、麝香而成，方后指出："常服宣通血气，调顺阴阳，病无再作。"

张子和治疗心悸往往先行吐法，后用安神定志镇心之品。《儒门事亲·卷十一·外伤治法》："凡落马坠井，因而打扑，便生心恙，痰涎散于上也。《内经》曰'所谓因气动而病生于外，宜三圣散，空心服之。如本人虚弱瘦瘁，可用圣独散吐之；后服安魄之药，如定志丸之类，牛黄、人参、朱砂之属。"另外，其精神心理疗法为治疗开辟了一条新思路，很有启发性，有医案为凭。

李杲以补脾胃立论，创制了补中益气汤配合朱砂安神丸治疗心悸，并重视精神调摄，诱导病人心情开朗、舒畅，既安养心神，又调和脾胃，使脾胃中的元气得到舒伸，升降和顺，对心悸的治疗大有裨益。临床脾胃病伴心悸者所见甚多。

朱丹溪《丹溪心法》载，惊悸者，"血虚，用朱砂安神丸治之。一方治惊悸，定志丸加琥珀、郁金。痰迷心膈者，治痰药皆可。"怔忡者，"大概属血虚，有忧虑便动。属虚血少者，多时作时止者，痰因火动。瘦人多因是血少，肥人属痰。寻常者多是痰，真觉心跳者是血少，四物汤、安神丸之类。"

治肾、降火、从治、解郁、导痰，为王肯堂治心悸之法。王肯堂在《证治准绳》中提出"若心气不足，肾水凌之，逆上而停心者，必折其逆气，泻其水，补其阳"，"若左肾之真水不足，而右肾之火逆，与包络合动者，必峻补左肾之阴以制之"，"或有阴火上冲，怔忡不已，甚者火炎于上，或头晕眼花，或齿落头秃，或手指如许长大，或见异物，或腹中作声，此阴火为患也。治宜滋阴抑火汤。心不宁者，加养心之剂。日久服降火药不愈，加附子从治，或入参芪亦可"，"若内外诸邪郁其二火不得发越，隔绝荣卫，不得充养其正气者，则皆以治邪解郁为主"，"若痰饮停于中焦，碍其经络不得舒通，而郁火与痰相击于心下以为怔忡者，必导去其痰，经脉行，则病自已"。滋阴抑火汤由当归、知母、麦门冬、天门冬、地骨皮、丹皮、枣仁、柴胡、天花粉、人参组成。

明·张介宾《景岳全书》："心脾血气本虚，而或为怔忡，或为惊恐，或偶以大惊碎恐而致神志昏乱者，俱宜七福饮，甚者大补元煎。命门水亏，真阴不足而怔忡不已者，左归饮。命门火亏，真阳不足而怔忡者，右归饮。三阴精血亏损，阴中之阳不足而为怔忡惊恐者，大营煎或理阴煎。若水亏火盛，烦躁热

渴，而怔忡惊悸不宁者，二阴煎或加减一阴煎。若思
郁过度，耗伤心血而为怔忡惊悸者，逍遥饮或益营
汤。若寒痰停蓄心下而怔忡者，姜术汤。心虚血少，
神志不宁而惊悸者，养心汤或宁志丸，或十四友丸。
若因惊失志而心神不宁者，宁志膏或远志丸。心血不
足，肝火不清，血热多惊者，朱砂安神丸。心神虚
怯，微兼痰火而惊悸者，八物定志丸。心气郁滞，多
痰而惊者，加味四七汤。痰迷心窍惊悸者，温胆汤或
茯苓饮子，甚者朱砂消痰饮。风热生痰，上乘心膈而
惊悸者，简要济众方。若大恐大惧，以致损伤心脾肾
气而神消精却，饮食日减者，必用七福饮、理阴煎，
或大营煎，或大补元煎之类酌宜治之。"其中心血虚、
痰、火等方面的内容主要是对前人经验的总结发挥，
而命门水火亏虚、真阴真阳不足等方面的内容，则是
张介宾本人独特的临证心得。药物治疗之外，张介宾
还提出应注意情志调摄，"必宜洗心涤虑，尽释病根，
则庶可保全也"。

　　清代高鼓峰善用归脾汤加减治疗怔忡。《四明心
法·怔忡》："怔忡，心血少也。其原起于肾水不足，
不能上升，以致心火不能下降。大剂归脾汤去木香，
加麦冬、五味子、枸杞子、白芍，吞都气丸。治怔忡
大法，无逾此旨矣。""如怔忡而实，挟包络一种有余

之火兼痰者，则加生地、黄连、川贝之类以清之。"
《四明心法·归脾汤论》予以阐发："归脾汤乃宋严用
和所创，以治二阳之病发心脾者也。原方止人参、白
术、黄芪、茯神、甘草、木香、龙眼肉、枣仁、姜、
枣，薛新甫加远志、当归于本方，以治血虚；又加丹
皮、栀子为加味，以治血热，而阳生阴长之理乃备。
随手变化，通于各症，无不神应。曰归脾者，从肝补
心，从心补脾，率所生所藏，而从所统，所谓隔二之
治，盖是血药，非气药也。"高氏对木香一味认识尤
为精当，认为方中"木香一味，本以嘘血归经，然以
其香燥，反动肝火而干津液"，故临床使用该方每去
木香而加芍药，"以追已散之真阴"。

刘默《证治百问》认为惊悸、怔忡俱为心病，治
法大同小异，不外调补兼施，故一方通治，该方由炒
枣仁、益智、丹参、当归、茯神、远志、生甘草组
成，药味精简，清补兼之。临床可根据不同兼症，随
证加减。

李用粹《证治汇补》治心悸法，痰则豁痰定惊；
饮则逐水蠲饮；血虚者，调养心血；气虚者，和心
气；痰结者，降下之；气郁者，舒畅之；阴火上炎
者，治其肾而心悸自已；若外物卒惊，宜行镇重；又
惊者平之，所谓平者，平昔所见所闻，使之习熟，自

然不惊也。方药主以安神丸。心虚甚者，加茯神、人参。神不宁者，加柏子、枣仁、远志。痰，加贝母、南星、半夏、石菖蒲；或用吐法。水饮，宜用小半夏茯苓汤。气虚，用参、芪。血虚，用四物。肾虚，用地黄汤。阳虚，用八味丸。痰结，用温胆汤，或滚痰丸。气郁，用四七汤。另选朱砂安神丸、天王补心丹、镇心丸、定志丸、琥珀养心丹、归脾汤等方随证加减用之。

陈士铎《辨证录》将怔忡分为三型，按脏腑五行生克理论进行论治。肝虚肺旺型，方用制忡汤治之。方由人参、白术、白芍、当归、生枣仁、北五味、麦冬、贝母、竹沥组成，此方不全去定心，而反去补肝以平木，则火不易动；补肺以养金，则木更能静。木气既静，则肝中生血，自能润心之液，而不助心之焰，怔忡不治而自愈。心肾不交型，方用心肾两交汤。该方由熟地、山茱、人参、当归、炒枣仁、白芥子、麦冬、肉桂、黄连组成。"大补其肾中之精"，以使肾气充足，又益之补心之剂，使心肾两有余资，相得益彰。黄连、肉桂寒热并用，相反相成，能"交心肾于顷刻"。心虚胆怯型，方用坚胆汤。该方由白术、人参、茯神、白芍、铁粉、丹砂、天花粉、生枣仁、竹茹组成。陈氏谓此方肝胆同治之剂，亦心胆共治之剂也。肝与胆为表里，治胆而因治肝者，兄旺而弟自不衰也；心与胆为子母，补胆而兼补心者，子强而母自不弱也。又有镇定之品以安神，刻削之味以消痰，相佐得宜，未有不奏功如响者，况非怔忡之真病乎？陈氏奇思妙悟，不落俗套，深有启发。

叶天士《临证指南医案》有关心悸证治散见于多门，叶氏不泥陈见，多有创新。其"阳化为风""温补奇阳""静摄任阴"、"外饮治脾，内饮治肾"以及"久病入络"的学术思想，在心悸证治中有充分体现：

1. **平肝泄木、和胃安神法** 选用桑叶、钩藤、远志、石菖蒲、半夏、陈皮、石斛、茯苓。

2. **养心滋荣、和阳镇摄法** 选择用生地、阿胶、麦冬、白芍、小麦、茯神、炙草、龟板、龙骨、远志。

3. **益气固卫、温阳补火法** 该法用以治中年劳倦，阳气不藏，内风动越，令人心悸、汗泄、烦躁等。叶氏指出，此乃"里虚暴中之象"。故用参、芪、术、附以"封固护阳"。

4. **补益心脾、养营安神法** 选用淮小麦、枣肉、炒白芍、柏子仁、茯神、炙草等。此法不用参、芪甘温益气，而用酸甘柔润之剂以补养心脾之营，以营属血，营阴损极，热自内炽，故用酸寒甘淡以凉润之。

5. 温养奇脉、填纳固摄法　选用熟地、人参、龙骨、枸杞、五味子、山药、茯神、牛膝、淡苁蓉、河车胶、紫石英、小茴、当归、胡桃肉、沙苑子、补骨脂、桑椹、红枣等。

6. 益气通阳，化饮宁心法　叶氏倡"外饮治脾，内饮治肾"之说。以痰饮之作，必由元气亏乏，阴盛阳衰，致津液凝滞而成。若脾阳困钝，运化渐迟，痰饮内聚中焦者，多用苓桂术甘汤、外台茯苓饮化裁之；而肾阳虚惫，膀胱气化乏力，寒水阴凝，上逆凌心者，则用肾气丸、真武汤加减治之。常用人参、茯苓、半夏、枳实、桂枝、姜汁、附子、干姜、生白术、生白芍等，以益气通阳，化饮宁心。此法用以治阳衰饮聚，饮邪凌心之心悸如坠，或心痛怔忡，伴背寒脉沉或微者。

王清任《医林改错》以血府逐瘀汤治疗心悸，谓"心跳心忙，用归脾、安神等方不效，用此方百发百中"。方由当归、生地、桃仁、红花、枳壳、赤芍、柴胡、甘草、桔梗、川芎、牛膝组成。全方以活血化瘀为主，兼以行气，活血而不耗血，祛瘀又能生新，适用于瘀阻心脉、心神失养而致之心悸病证。以瘀立论，经验独特。

吴师机《理瀹骈文》重视内病外治，善用膏药治

病，其《理瀹骈文》载有心悸病外治验法。水停心下
所致怔忡，以行水膏贴于心口加以治疗，"水停心下，
上于头则眩，凌于心则悸，侵于肺则咳，传于胃则
呕，溢于皮肤则为肿，渍于肠胃则为泄。……或为怔
忡，即悸也，膏贴心口。"

张锡纯《医学衷中参西录》用定心汤治心虚怔
忡，方中龙眼肉补心血，酸枣仁、柏子仁补心气；龙
骨入肝安魂，牡蛎入肺定魄，此二药与萸肉合用，大
能收敛心气之耗散，再少加乳香、没药以流通气血调
和之。方后云，若心因热怔忡者，酌加生地数钱；若
脉沉迟无力者，其怔忡多由胸中大气下陷所致，制升
陷汤一方，该方由生黄芪、知母、柴胡、桔梗、升麻
组成。将某些怔忡责之于胸中大气下陷所致，为张氏
所创，有临床意义。

除处方用药外，《肘后备急方》曾记载了心悸的
食疗方法，值得借鉴。《肘后备急方·卷四·治虚损
羸瘦不堪劳动方第三十三》：乌雌鸡一头，治如食法，
以生地黄一斤，切，饴糖二升，纳腹内，急缚，铜器
贮甑中，蒸五升米久，须臾，取出食肉，饮汁，勿咦
盐，三月三度作之，姚云神良，并止盗汗。

古人治心悸经验难以尽述，简言之，以分清脏
腑、辨明虚实、急缓有序、辅以养神为要，然临床应

用尚须随机而变。（沈钦荣）

现代名老中医治疗心悸经验举隅

董建华认为心悸临床见症诸多，然不出虚实两端，而病因又可归为三种：一为精神因素，常与惊怒有关；二为浊邪因素，主要为痰、火、水、饮、瘀血作乱；三为体质因素，主要为心血不足、心失所养，肾阴亏损、虚火扰心，阳气不振、心脉痹阻。

董老治疗心悸之法大抵可分"镇""养""化""温"四法。"镇"为镇心定悸法，代表方剂为磁朱丸。"养"为养血安神法和养阴清火法，前者代表剂为归脾汤、养心汤、炙甘草汤等，后者代表方剂为黄连阿胶汤、朱砂安神丸、天王补心丹、知柏地黄丸等。"化"为化痰清热法和化瘀活血法，前者代表方为温胆汤、黄连温胆汤、导痰汤、小陷胸汤等，后者代表方为失笑散、桃仁红花煎、血府逐瘀汤等。"温"为温通心阳法和温阳行水法，前者代表方为桂枝甘草汤、桂甘龙牡汤、瓜蒌薤白白酒汤等，后者代表方为桂术甘汤、五苓散、真武汤等。

丁光迪将心悸分为阴血亏虚和阳气虚损两类。阴血亏虚心悸，每见火、风上逆的变化；如心悴而脉数，则脉数为火；心悸又每骤发而倏停，这是风象，善行而数变。但这是表象、标证，因为其本是阴血亏虚，是心肾交病，出现舌质嫩红欠润的主症。由于阴血亏虚，水火未济，而形成阴虚阳浮，风火相煽，才致心悸怔忡。所以这里的火与风，实际是虚风虚火，非似不能与实火实风相比，更不能完全看作气病，应该重视血分阴精。水盛可以灭火，阴血旺则风亦自靖。治疗时常用自拟方养血宁心汤，其药为：熟地黄10~15克，当归10克，白芍10克，麦冬15克，炒枣仁（杵）15克，炙甘草4~7克，远志肉10克，茯苓10克，太子参15克，五味子5克，合欢皮30克，独活10克。

阳气虚损心悸的证候，常见心悸气短，呼吸微促，尤其不能登高，登高则胸闷气息不续，甚时出现心痛。畏寒喜暖，懒于动作，两脚发软。病情较重者，每每上为心悸，腹中脐旁亦有动气，筑筑跳动，似乎上下呼应。其脉多迟缓，间见结代，自感心跳有一时停搏，或有噎塞感。这种气短，一方面是心肾阳气大损，同时又与肺肾有关这种心悸，损伤在心，而肺肾亦病。治疗时常用自拟方益气复脉汤，其药为：炙甘草7~10克，桂枝10克，麦门冬15克，炙黄芪30克，五味子5克，茯苓10克，远志肉10克，石菖蒲 10 克，川芎 7~10 克，生姜 10 克，大枣 7 枚；另：
红参 10 克，另煎浓汤频饮。

张珍玉认为心悸首辨阴阳。认为心阴和心阳任何
一方的不足或亢奋，致心之阴阳不得协调，都会出现
心悸或怔忡。心悸、怔忡是心病必有之症，可由许多
疾病引起。若因其他病证所致者，当治其主病，主病
愈而心悸怔忡自愈；若心病所引起心悸怔忡者，当治
心之阴阳，阴阳协调，其心悸怔忡即愈。因此，张氏
指出：治悸不在养心安神，而在燮理阴阳。心悸怔忡
虽有轻重之分，但均因心之阴阳偏颇所致。心阴偏虚
者，则兼烦躁，且心惊而悸，头目昏晕而胀，或有失
眠，体倦乏力，食少便干，脉细数而无力，舌绛少苔
等症。心阳偏衰者，自觉心吊悬终日惊惕不安，胸闷
有恐怖感，且自汗畏寒，困倦无力，饮食纳呆，小便
清而大便不爽，脉缓弱，舌淡苔薄等症。心悸怔忡兼
见结代脉，则为阴阳偏颇不能顺接协调更为明显。治
疗本证不在养心安神，而重在调整心之阴阳偏颇，使
其阴阳顺接协调则心悸怔忡可除。仲景之炙甘草汤虽
为伤寒而设，但治疗杂病之心动悸，脉结代，加减得
法，确有良效。

刘渡舟认为心悸不外分为心虚失养和心被邪扰两
大类，前者有心阳虚、心阴虚、心之气血阴阳俱虚之

分别，后者则或伤于惊恐，或为痰热扰心、膈饮犯心、水气凌心之差异，临证时当辨证论治，方获良效。虚悸须辨阴阳。心阳虚者，阳虚作悸用桂枝甘草汤，阳虚心悸心烦用桂枝甘草龙骨牡蛎汤，心悸烦躁、手足厥冷用茯苓四逆汤，心悸气冲胸咽用苓桂味甘汤，心悸呃逆用都气汤。心阴虚者，阴虚作悸用补心汤，阴虚阳亢用三甲复脉汤。心之气血阴阳两虚者，心脾气血两虚用归脾汤，心之阴阳两虚者用炙甘草汤。心被邪扰作悸，治疗攻补应有序。因惊作悸用朱砂安神汤，痰热扰心作悸用温胆汤，膈饮犯心作悸用小半夏加茯苓汤，水气凌心作悸用苓桂术甘汤。

黄文东认为心悸的发生，一般由心气虚弱、阴血亏虚、痰浊扰心、瘀血阻滞等因素所致，有虚有实。而心悸伴脉结代者，则以胸阳痹阻、心阳不振、脉络瘀滞为多，虚实兼有，且多因虚致实。如因心气不足，而心阳不振，气虚血滞；因阴血亏虚，而夹痰痹阻胸阳，气滞血瘀等。黄氏认为，脉络瘀阻是导致心动悸、脉结代的关键，故治疗采用温通心阳，益气养心，化痰顺气的同时，更注重活血化瘀，通利血脉。主张用药当以灵动流通为宜，灵动入络，流通去滞，血脉通利，则心阳易复，心悸能除。常用处方：

炙甘草6~9克，桂枝4~5克，全瓜蒌12克，旋覆花9克，郁金9克，降香6克，紫丹参12克，当归12克，赤芍12克，茶树根30克。

章真如发现心悸病人临床阴虚每多于阳虚，而且有它的一定规律，符合"阴常不足，阳常有余"的规律。从病程久暂而言，暴病多伤阳，久病多损阴。所以凡素体阴虚、久病不复、失血过多等，常可导致心阴不足，或肾阴亏损，使心神失养而发生心悸、怔忡。由于病因阴血亏损，血虚则心失所养，不能藏神；阴虚则虚火扰动，心失宁静，心不宁，神不安，故治疗当以滋阴（血）为要，以其心阴得复，心血得充，则心能自宁，神能自安，悸忡能除。心悸、怔忡多见于各种贫血性疾病、神经官能性疾病以及心脏本身病变，而临床表现则以阴虚为本，又有心肾阴虚、心血不足、气阴两虚的不同，治疗可从滋肾养心、补血养心、益气养阴着手。滋肾养心选方可用补心汤、朱砂安神丸加减。补血养心选方宜用归脾汤、平补镇心汤加减。益气养阴选方宜生脉散、炙甘草汤加减。

彭履样认为心悸成因，不外本脏自病、他病及心两类。本脏自病者，或责于实，求诸于痰结、瘀阻、火扰、水凌诸因；或归于虚，缘由气血阴阳之不足。历代文献论述较丰，认识亦易。他病累及所致心悸者，从肝、脾、肺、肾可求。然从肝、脾、肺三脏失调，气血郁滞立论尚少。致郁之因，虽有六淫、七情、饮食郁滞之说，证诸临床，七情怫郁，起源于心动，肝脾首当其冲；六淫抑郁脾肺，寒与湿居多；饮食停郁，中气先伤。故因郁致悸者，不得从心脏疾患论治，而以肝、脾、肺三者为气血郁结之常处。因肝为藏血之脏，性喜条达而恶抑郁；脾为后天之本，气血生化之源，主升清降浊；肺为气之主，敷布精微，通调水道于全身内外，如脏腑气机稍有怫郁，当升者不升，当降者不降，当变化者不变化。脾肺气郁致悸者治以运脾开郁；脾虚肝郁致悸者应理脾调肝；肝胃气郁致悸者当清肝解郁，和胃行滞。诸郁得解，气血通畅，则心悸自愈。

林沛湘认为心悸的病因病机除了与心有直接关系外，还与肺、肾的功能异常有关，故常常在调治心脏的同时，注意从肺、肾论治。林沛湘将心悸分为8个证候治疗。心气虚用黄芪生脉散，心血虚用归脾汤，心阴虚用天王补心丹，肺气虚用补肺汤或人参蛤蚧散，营卫失调用桂枝汤合玉屏风散，肺失通调、水湿阻滞用葶苈大枣泻肺汤，肝肾阴虚用一贯煎合生脉散或六味地黄丸，肾阳虚用右归饮和金匮肾气丸。（詹倩整理）